家庭医生 医学科普系列丛书

颈椎病

看名医

广东省医学会、《中国家庭医生》杂志社

组织编写

主　编：王楚怀

副主编：姚文怡

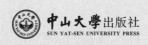

中山大学出版社
SUN YAT-SEN UNIVERSITY PRESS

·广州·

图书在版编目（CIP）数据

颈椎病看名医 / 王楚怀主编；姚文怡副主编 . —广州：中山大学出版社，2017.3
（家庭医生医学科普系列丛书）
ISBN 978-7-306-05984-0

Ⅰ. ①颈… Ⅱ. ①王… ②姚… Ⅲ. ① 颈椎—脊椎病—防治 Ⅳ. ① R681.5

中国版本图书馆 CIP 数据核字 （2017）第 019158 号

JINGZHUIBING KAN MINGYI

~~~~~~

出 版 人：徐　劲
责任编辑：邓子华
封面摄影：肖艳辉
封面设计：陈　媛
装帧设计：陈　媛
责任校对：谢贞静
出版发行：中山大学出版社
电　　话：编辑部 020 - 84110283，84111996，84111997，84113349
　　　　　发行部 020 - 84111998，84111981，84111160
地　　址：广州市新港西路 135 号
邮　　编：510275　　传真：020 - 84036565
网　　址：http://www.zsup.com.cn　　E-mail: zdcbs@mail.sysu.edu.cn
印 刷 者：佛山市浩文彩色印刷有限公司
规　　格：889mm×1194mm　1/24　7.5 印张　150 千字
版次印次：2017 年 3 月第 1 版　2019 年 12 月第 3 次印刷
定　　价：28.00 元

~~~~~~

家庭医生医学科普系列丛书编委会

主任：

姚志彬

编委（按姓氏笔画排序）：

马 骏	王省良	王深明	邓伟民	田军章	兰 平	朱 宏
朱家勇	伍 卫	庄 建	刘 坚	刘世明	苏焕群	李文源
李国营	吴书林	何建行	余艳红	邹 旭	汪建平	沈慧勇
宋儒亮	张国君	陈 德	陈规划	陈旻湖	陈荣昌	陈敏生
罗乐宣	金大地	郑衍平	赵 斌	侯金林	夏慧敏	黄 力
曹 杰	梁长虹	曾其毅	曾益新	谢灿茂	管向东	

序

姚志彬 ｜ 广东省政协副主席
广东省医学会会长

健康是人生的最根本大事。

没有健康就没有小康,健康中国,已经成为国家战略。

2015 年李克强总理的政府工作报告和党的十八届五中全会都对健康中国建设进行了部署和强调。

随着近年工业化、城镇化和人口老龄化进程加快,健康成为人们最关注的问题之一,而慢性病成为人民健康的头号"公敌",越来越多的人受其困扰。

国家卫生和计划生育委员会披露:目前中国已确诊的慢性病患者近 3 亿人。这就意味着,在拥有超过 13 亿人口的中国,几乎家家有慢性病患者。如此庞大的群体,如此难题,是医疗机构不能承受之重。

慢性病,一般起病隐匿,积累成疾,一旦罹患,病情迁延不愈。应对慢性病,除求医问药外,更需要患者从日常膳食、运动方式入手,坚持规范治疗、自我监测、身心调理。这在客观上需要患者及其家属、需要全社会更多地了解慢性病,掌握相关知识,树立科学态度,配合医生治疗,自救与他救相结合。

然而,真实的情况并不乐观。2013 年中国居民健康素养调查结果显示,我国居民的健康素养总体水平远低于发达国家,尤其缺乏慢性病的防治知识。因此,加强慢性病防治知识的普及工作,刻不容缓。

与此同时,随着互联网、微信、微博等传播方式的增加,健康舆论市场沸沸扬扬、泥沙俱下,充斥着大量似是而非的医学信息,伪科普、伪养生大行其道。人们亟待权威的声音,拨乱反正,澄讹传之误,解健康之惑,祛疾患之忧。

因此,家庭医生医学科普系列丛书应时而出。

该丛书由广东省医学会与《中国家庭医生》杂志社组织编写。内容涵盖人们普遍关注的诸多慢性病病种,一病一册,图文并茂,通俗易懂,有的放矢,未病先防,已病防变,愈后防复发。

本系列丛书,每一册的主编皆为岭南名医,都是在其各自领域临床一线专研精深、经验丰富的知名教授。他们中,有中华医学会专科分会主任委员,有国家重点学科学术带头人,有中央保健专家。名医讲病,倾其多年经验,诊治心要尤为难得,读其书如同延请名医得其指点。名医一号难求,该丛书的编写,补此缺憾,以惠及更多病患。

广东省医学会汇集了一大批知名专家教授。《中国家庭医生》杂志社在医学科普领域成就斐然,月发行量连续30年过百万册,在全国健康类媒体中首屈一指,获得包括国家期刊奖、新中国60年有影响力的期刊奖、中国出版政府奖等众多国家级大奖。

名医名刊联手,致力于大众健康事业,幸甚!

2016年4月

前　言

王楚怀　中山大学附属第一医院康复医学科主任、教授
中国康复医学会颈椎病专业委员会副主任委员
广东省康复医学会脊椎伤病康复分会会长

"病时方知身是苦，健时多向乱中忙"大抵是现代人的生活常态。当尘劳琐事、浮华喧嚣日益挤占我们原本清净的心灵空间，连同身体也为之而疲倦奔波时，"健康君"便与我们相行渐远了。

在困扰现代人的各种"现代病"及"亚健康"中，脊椎相关问题当之无愧成为霸主，而颈椎疾患又居其首。处于头首与身躯之间的颈椎其实比想象中要脆弱，一旦异常，惹的祸可不少，甚至可以出现诸多看上去与颈椎毫不相干的症状，涉及内科、外科、神经科、耳鼻喉科、眼科、口腔科及皮肤科等近百种。

人口老龄化、发病低龄化、"低头族"增多等，正催生越来越多的颈椎病。过往，人们认为颈椎病是一种与年龄相关的退行性病变，多发于中老年人。近年的数据却显示，患者的年龄跨度已然加大，许多小朋友也因学业负担过重、过早过频使用电子产品而加入了患者队伍。"上有老，下有小，低头一族更不少"成为颈椎病的生动写照。

身为医生，我最大的愿望莫过于帮助患者摆脱痛苦，驱除病患，恢复健康；最大的欣慰莫过于看到经自己诊治的患者解除病痛，恢复正常的身体功能，回归正常的工作和生活。可是，多年的临床实践体会让我喜忧参半。

喜的是，九成以上的颈椎病无须手术，关键是制订一

套合理系统的康复治疗计划并严加执行。每每，患者来到我们康复医学科，在准确诊断评估、定位疾病所处阶段的基础上，经由基础治疗控制症状、力学治疗调整颈椎生物力学、运动训练提升自身保护力等系统化治疗，几乎都能达到稳定持久的疗效。

忧的是，并非每位颈椎病患者都能快速找对治疗门路。一方面，不少欠发达地区尚未建立起规范、健全的康复医学科，患者常因多样化症状辗转多个科室，却得不到及时或根本的诊治。也有部分患者经诊治后症状有所缓解，最终却因得不到全方位、深入的康复治疗及健康指导而病情反复。

另一方面，不少人因缺乏起码的卫生保健意识致使原本可避免的病患伤痛。还有患者过分依赖外界的医疗资源而忽视了自身保养，致使病程迁延不愈或频繁复发。殊不知，健康更要靠自己，日常多积累点疾病防治常识，衣食住行中掌握一些小细节，都对颈椎病康复大有裨益。

有一种责任感，越来越强烈地在驱使着我：要为老百姓治病疗伤，更要教老百姓防病强身。囿于精力所限，我不可能亲自给众多患者诊治，但至少我可以尽微薄之力，通过图书等传媒渠道为老百姓提供获取健康的科学方法和指导。

由是，就有了您手头的这本书。它不是大部头，短短数万言讲述了颈椎病的来龙去脉；它不是教科书，力主轻松活泼、图文并茂呈现颈椎病的保健常识。

躬身医学数十载，唯愿此书携着笔者一颗心，唤醒您对健康的关注，减轻您所受的颈椎病困扰，解答您关于颈椎病的困惑，减少您在求医途中的弯路。如果您从这本读物中得到了收益或健康，那将是给我最好的礼物。

如此，足以。

2017年3月

目录 CONTENTS

目录 CONTENTS

目录 CONTENTS

目录 CONTENTS

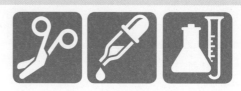

名医访谈

怀一个朴素的梦

采访:《中国家庭医生》杂志社
受访: 王楚怀(中山大学附属第一医院康复医学科主任,教授,主任医师,博士研究生导师,中国医师协会康复医师分会副会长,中华医学会物理医学与康复分会常委,中国康复医学会颈椎病专业委员会副主任委员,广东省康复医学会副会长,广东省康复医学会脊椎伤病康复分会会长,广东省物理医学与康复学会副主任委员)

古有楚怀王,攻灭越国,设郡江东。所以初识"王楚怀"教授时,只觉得他名字里沉淀着一股历史的厚重。巧的是,他的家乡小镇,也叫作江东。

不过,身为医生的王教授,看上去容貌清癯,神色和煦,丝毫没有帝王之相。如果说人如其名,则一个"怀"字,足以概括他在中国康复医学界辛勤耕耘二十六载的人生历程。

情怀: 乡村僻野的追梦人

"我走向医学之路,说起来是必然的。"王教授回忆起自己的童年时代,四五岁的他,搭起小板凳在灶台上一板一眼地做饭,心里惦记着的,是烈日当头汗滴禾下、饿着肚子劳作的父母。

那时的农村贫穷落后,脸朝黄土背朝天是一代代种地人最真实的生存写照。饭熟后,幼小的他一路奔走于田间羊肠小道,气喘吁吁兴冲冲将装好饭菜的土瓷碗奉到父母眼前。父母抹去额头的汗珠,深叹这孩子懂事得让人心疼!

"要告别偏僻村野,到外面的世界看一看。"这样的信念,在王教授幼小的心田里破土而出。

到了读书的年龄,他起早贪黑比其他孩子都要勤奋。可天生过敏体质的他,总是不断遭受各种小病小痛的折磨。感冒、流鼻血、皮肤瘙痒等,几乎成了家常便饭。父母看着他单薄的身子骨,常劝他学习不要太拼命,累坏了不值当。乡村地处偏僻,每次病倒,想找个赤脚医生看看,都得迂回曲折去到隔壁村。

体弱多病与缺医少药的现实处境,让年少的他萌生了一个坚定的信念:长大后要当医生,帮助苦难中的人们!

就这样,少时的他一边刻苦读书,一边跟着邻里有经验的前辈学习土方草药,普通的长疮、烫伤、割伤等,已能用土方自行应对。高考前几天他发烧卧床,但并没影响考场发挥,最终他以优异的成绩被当时的中山医学院录取。

襟怀:生命质量的守护者

大学时代,王教授很幸运地结缘恩师卓大宏教授,确定了这一生要走的路。

卓大宏教授是我国康复医学的奠基人,国内外著名的康复医学专家。大四时,王教授有幸两度在假期里协助卓教授整理书稿,期间,有感于卓教授渊博的学识和严谨的治学态度,加之整理资料过程中对现代康复医学的不断了解,令王教授下定决心:成为卓教授的弟子,投身康复医学事业。

"当时觉得康复医学很特别,它是以功能为核心的,临床上忽略或欠缺的问题,刚好康复医学可以弥补。"王教授说,有别于临床的治病救命,康复医学着眼的是伤病后身体功能的最大化恢复,生活质量的最大限度提升。如果说临床医学延续生命的长度,那么康复医学则是增添生命的厚度和宽度。

虽然那个年代,我国才刚刚引进现代康复医学,其发展势头尚且薄弱,但王教授坚信,伴随社会的发展、国家的强盛、经济的发达,人们对生命质量的追求一定会越来越高,康复医学将有效地帮助那些苦于疼痛折磨及深受功能障碍影响的患者,让他们消除痛楚、重新获得各种能力,享受生活的品质。

就在采访的前几天,王教授门诊中收治了一个小男孩,"才10岁,竟然已确诊为颈椎病,孩子的妈妈难过又紧张!"这一幕,让王教授忆起小时每次生病,父母鞍前马后,焦虑忙碌的身影。"孩子这么小,以后的路还长,我们希望通过康复治疗最大限度减缓孩子的病痛,促进功能恢复。"王教授目露垂怜地说道。

关怀:恻隐苍生的赤子心

身为康复医学名家,多年来,王教授诊治过的各种患者不计其数,其中有普通百姓,有各路官员,有职业运动员,有文化名人……采访中,我们想让王教授回忆几个印象深刻的病例,本以为他会列举一些"大红人",但没想到,王教授忆起的是一个朴实的农村老奶奶。

那还是20世纪90年代,当天老奶奶摸索着来到王教授的诊室时,腰膝酸软、行走无力,治疗后状况明显好转。老奶奶想着早点赶车回家,遂高兴地去结账,可数来数去还缺六十多块,让她犯了难,嘀咕着不知怎么办。王教授看在眼里,默默递过去一百块。事后有同事笑他傻,毕竟那会儿一百块还算值钱,王教授只笑了笑,忙碌中很快就忘了这事。

直到好几个月后,一次坐诊时,又看到老奶奶,本以为她来看病,可老奶奶连忙摇头,"自打给你看后,还一直好着呢",边说边将两只大母鸡和一筐新鲜鸡蛋卸下背篓,从棉大褂里掏出积攒的一沓零钱:"钱凑够了,上次真是谢谢你呀!"末了,还一再叮嘱王教授,那鸡是她自己养的,千万别给别人吃了,要他拿去补身体。

回忆到这儿时,年近五旬的王教授目光清澈,像小孩般绽放出温暖而明亮的笑容。而孩提时的他,不正梦想着像现在一样,成为一名医生,为患者解除病痛疾苦吗?

杏林春暖,怀抱着这个朴素的梦,王教授践行并传递着生活中的平凡之美。

而这,也正是本书的初衷!

自测题

1. 正常颈椎的生理曲度是( )。

A. 前凸呈"C"字形

B. 后凸呈弯月形

C. 笔直状

D. 稍有侧弯

2. 颈椎病可表现为以下哪种症状? ( )

A. 眩晕

B. 下肢无力,如踩棉花

C. 手臂针刺样麻木

D. 以上都是

3. 哪种类型的颈椎病最严重、危害最大? ( )

A. 神经根型

B. 脊髓型

C. 交感型

D. 椎动脉型

4. 以下哪种说法是正确的? ( )

A. 颈椎长骨刺,一定是得了颈椎病

B. 颈部"咔咔"响,颈椎肯定有问题

C. 脖子僵硬、疼痛,未必就是颈椎病

D. 落枕都怪颈椎病

5. 以下哪种行为容易引发颈椎病？（ ）

A. 经常低头玩手机

B. 总是躺着看书

C. 衣着清凉，空调直吹

D. 以上都是

6. 关于枕头，下面哪种说法正确？（ ）

A. 合适的枕头，仰卧时应与自己拳头平放时等高

B. 合适的枕头，仰卧时应与自己拳头竖起时等高

C. 枕头高能使颈椎保持较好的曲度，所以说"高枕无忧"

D. 越软的枕头越舒服，对颈椎也好些

7. 以下哪种行为习惯不会损伤颈椎？（ ）

A. 跷二郎腿

B. 趴着睡

C. 脖子夹电话

D. 戴"U枕"坐长途

8. 关于颈椎病的治疗，下面哪种说法正确？（ ）

A. 推拿按摩，越痛越有效

B. 牵引治疗太恐怖，千万别试

C. 家用理疗仪最好在专业医生指导下购买，否则可能越用越糟糕

D. 每次颈椎不舒服，自己吃点药都能好，就不用费事上医院了

参考答案：

1. A 2. D 3. B 4. C

5. D 6. B 7. D 8. C

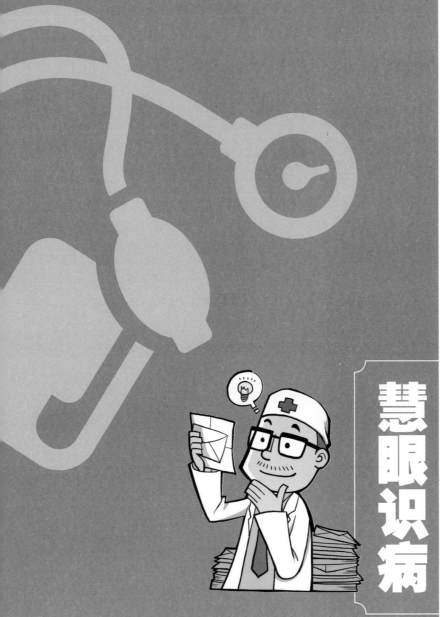

慧眼识病

基础篇

PART 1 ▶
360 度看透颈椎

所谓"知己知彼,百战不殆",只有了解颈椎,方能更好地防治颈椎病。

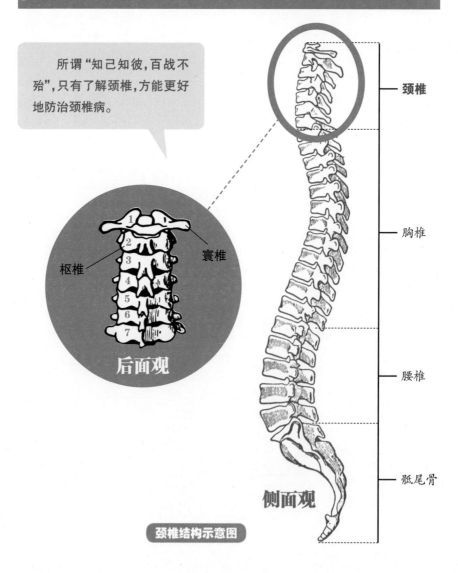

颈椎

枢椎

寰椎

后面观

胸椎

腰椎

骶尾骨

侧面观

颈椎结构示意图

颈椎，中轴线上的要塞

脊柱，是人体中轴线的主干，它上承头颅下接躯干。颈椎位于脊柱的最上端，是整个脊椎中体积最小，但又最灵活、活动频率最高、负重较大的节段。

颈椎由 7 块椎骨，自上而下，借助关节、韧带及椎间盘，如堆积木堆垒而成。

颈椎结构示意图（前面观）

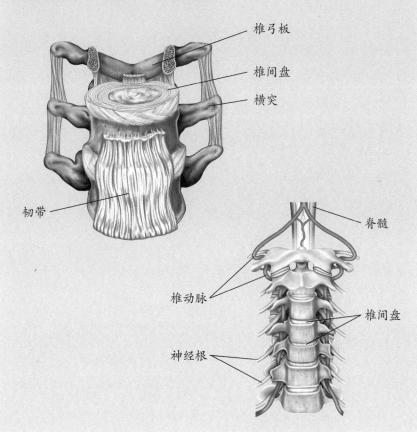

椎弓板

椎间盘

横突

韧带

脊髓

椎动脉

椎间盘

神经根

颈椎家系，
牵一发而动全身

颈椎自上而下，依次为第一至七颈椎。

除第一、二颈椎外，其余几节颈椎与胸椎、腰椎相似，都是由椎体、椎弓、突起（包括横突、上下关节突和棘突）等基本结构组成。椎体在前，椎弓在后，二者环绕，围成椎孔。

椎孔上下排列，形成一个中空的管道，称椎管，里面装纳着十分娇嫩脆弱的神经组织——脊髓。其向上与延髓相连，向下从各椎间孔发出脊神经根，支配全身各个组织器官的功能和活动。

每个椎体的后外侧有两个突起，称横突，其根部有横突孔，椎动、静脉即从中而过。

正因为颈椎周围有如此众多的重要组织，故椎间盘及椎间关节的老化退变，波及这些相关组织时，就会引发表现各异的颈椎病。

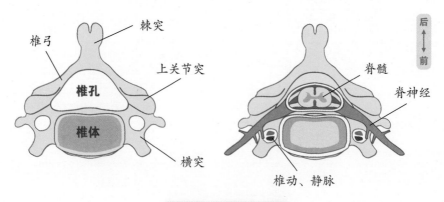

颈椎剖面图（上面观）

寰枢关节,易脱位

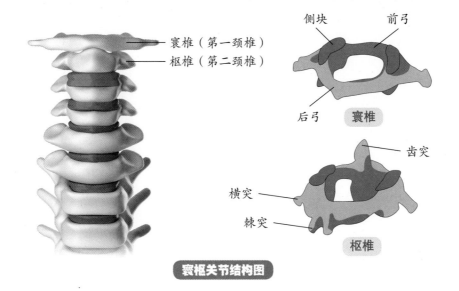

寰椎（第一颈椎）
枢椎（第二颈椎）

侧块　前弓
后弓　寰椎

齿突
横突
棘突
枢椎

寰枢关节结构图

5

在 7 块颈椎中,第一、二颈椎比较特殊,其形状也迥然不同。

第一颈椎,外形像个指环,故又名寰椎,英文名为阿特拉斯（Atlas）。它没有典型的椎体和椎弓结构,仅由前弓、后弓组成,两弓相连处稍粗大称侧块,形似人的双肩。由于寰椎处于脊柱的最上端,它便如擎天神阿特拉斯以双肩捎起苍天般,也以它的双肩捎起了头颅。如此看来,"擎天神"这一名字,不但形象生动,而且十分恰当。

而第二颈椎,则名枢椎,是颈椎骨中最坚固的。在其椎体上方有一手指样的突起,称为齿突,也叫"佛骨"。齿突就像一根轴,紧贴在寰椎前弓的后方构成寰椎关节。当我们转头时,头颅和寰椎就围绕着该轴旋转。所以,也有人称之为"摇头关节"或"no 关节"。

寰枢关节是脊柱中最灵活的关节,但寰椎和枢椎的特殊结构,也决定了其稳定性相对较差,若有外伤就很容易造成寰枢关节脱位或半脱位。

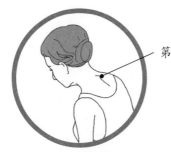

第七颈椎棘突

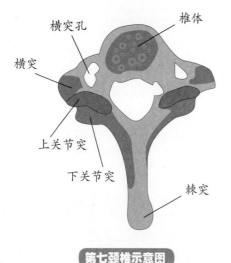

横突孔

椎体

横突

上关节突

下关节突

棘突

第七颈椎示意图

第七颈椎,低头可触

第七颈椎,因为其后方的棘突特别长,往往在后颈部皮下形成一个明显的隆起,低头时尤其突出,容易摸到。故医生常以此隆起为第七颈椎的骨性标志,用手指摸着向下数椎骨。

鉴于此,第七颈椎又被称为隆椎。这既表明了其特点,又显示了它的实用价值。

椎间盘,绝妙的缓冲垫

俗话说"善柔者不败,过刚者易折",二十多块骨头组成的脊柱,若是骨对骨、硬碰硬,估计是"王见王"——死棋。为了不"死棋",椎骨之间势必需要一定的缓冲,而充当这个"调解"角色的便是——椎间盘。

椎间盘既坚韧又富弹性,承受压力时被压缩,压力去除后又能自如复原。它就像一块软垫,牢牢嵌在椎骨与椎骨之间,缓冲着骨头之间的碰撞。

自枢椎以下,每两个颈椎之间都夹着一个椎间盘。

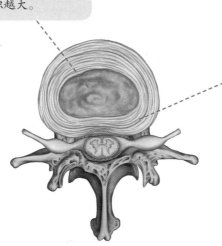

椎间盘：由上、下软骨终板，中心髓核及四周的纤维环构成。

髓核：年龄越小含水量越高，体积越大。

纤维环：后部较薄，受暴力或退变后易破裂，因有后韧带附着，髓核易于向后侧方突出。

椎间盘纵观图与剖面图

7

完美颈椎，前凸呈"C"字形

"站如松"，形容人站姿挺拔，英姿飒爽，但站姿再标准，脊柱也不是笔直的。正常来说，颈、胸、腰、骶共有四处生理弯曲(如图所示)，令脊柱侧面看起来有点像"S"形。局部放大，颈椎前凸呈"C"字形。

其实，颈椎、腰椎与生俱来是直的，但随后因要适应头部、胸廓等的重心压力，以及配合坐立行走的发展，才逐渐形成生理弯曲。以此增加颈椎的弹性，缓冲重力的震荡，保护脊髓和大脑。

颈曲，最早出现于胚胎晚期，但不明显，出生后因抬头、起坐等动作而变得显著，及至 7 岁左右基本固定成型。颈曲变直或反张，是颈椎病的常见 X 射线表现，千万不要忽视。

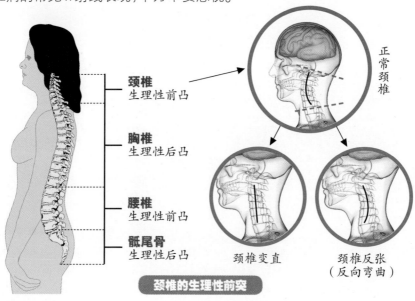

颈椎
生理性前凸

胸椎
生理性后凸

腰椎
生理性前凸

骶尾骨
生理性后凸

正常颈椎

颈椎变直

颈椎反张
(反向弯曲)

颈椎的生理性前突

PART 2 ▶
五花八门的颈椎病

何谓**颈椎病**

颈椎病在日常生活中十分常见,人人可得颈椎病,此话一点不假。然而,颈椎病又非常善于伪装,其表现往往五花八门,让人雾里看花,不知就里。

颈椎病,如今可谓家喻户晓。然而,对于颈椎病的来龙去脉,却真正了解者少,一知半解者多,有时就连非专科医生都未必能够通晓。

首先,对于何谓颈椎病这个问题,就有许多分歧。所以,在此,首当其冲要厘清的就是——颈椎病的定义。

名词解释

颈椎病

颈椎病,曾被称为颈椎综合征,是指由于颈椎椎间盘组织退行性病变及其继发病理改变,累及其周围组织结构,并出现与影像学改变相应的临床表现者。

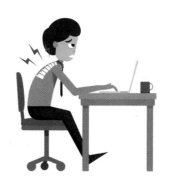

颈椎病
四要素

简而言之,诊断颈椎病要符合以下四个条件:①颈椎间盘退行性病变、继发病理改变;②累及其周围组织(如神经根、脊髓、血管、交感神经、其他相关组织);③出现相应的临床表现(症状、体征);④相应的影像学改变。

颈椎间盘退行性病变、继发病理改变

▼

累及其周围组织
(如神经根、脊髓、血管、交感神经、其他相关组织)

退行性病变

椎间盘突出

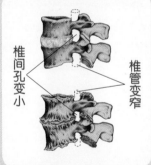
椎间孔变小
椎管变窄

神经根、血管受压

椎体增生

▼

出现相应的临床表现（症状、体征）

▼

相应的影像学改变

椎间盘退行性病变，避无可避

　　随着年龄的增长，纤维环和髓核的含水量逐渐减少。髓核张力下降，纤维环变薄变脆。渐渐地，髓核失去弹性，纤维环出现小裂隙。这些，都是自然的过程。MR 证实，即便是 15 岁的少年，也可能发生椎间盘变性。

椎间盘退行性病变进程图

椎间盘退行性病变，15岁或已开始

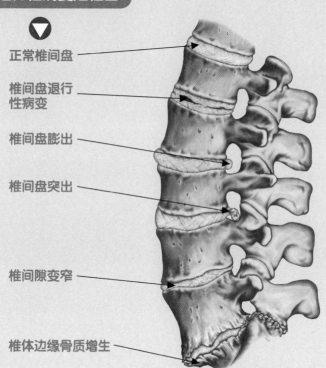

正常椎间盘

椎间盘退行性病变

椎间盘膨出

椎间盘突出

椎间隙变窄

椎体边缘骨质增生

多种因素综合作用→椎间盘内素乱→椎间盘膨出→椎间盘突出→椎间隙变窄→椎体边缘骨质增生→继发其他病理改变（如关节软骨退变、关节囊松弛、韧带肥厚钙化、继发椎管狭窄等）

骨刺，并非都是坏事

骨刺，即骨赘、骨质增生，是颈椎退变的一种正常生理表现。正如人老了会长白发、要掉牙齿一样，椎间盘、椎间关节也会逐渐老化、磨损，软骨膜过度增生而产生新骨，新骨经骨化后形成骨刺。

这种退变大概从 25 岁就开始了。到了四五十岁的时候，基本上随便拉一个人来拍张 X 光片，都可以看到骨刺。但其中有症状的却不太多。

其实，骨刺是人体的一种代偿机制。从某种意义上讲，有些时候甚至是对人体有益的。比如，有些长期腰痛的患者，数年后腰痛竟突然消失，X 射线照片发现腰椎长了骨刺，使腰椎稳定性增加而消除了疼痛。

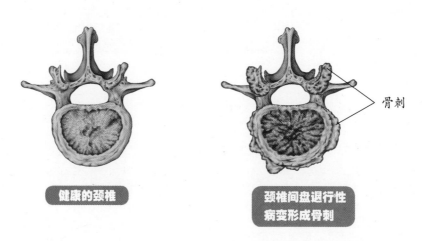

骨刺

健康的颈椎

颈椎间盘退行性
病变形成骨刺

颈椎病，从何而来

病因多元，颈椎退行性病变是基础

【病案回放】

揪耳朵，揪出颈椎脱位

五岁的晓晟这些天感冒了，又是发烧，又是咽喉痛。即便如此，淘气的他仍然一刻不肯消停。

这不，爸爸下班刚打开门，就看见他将家里五斗橱的抽屉一个个拉出来，变成"五斗梯"，正试图向上攀登。

爸爸见状，又气又急，三步并作两步奔过去，揪住晓晟的耳朵，顺手往上一提，吼道："你不要命了？摔下来怎么办？"

这一揪一吼，吓得晓晟连忙停住，眼泪汪汪地哭起来。

不一会，爸爸发现晓晟老歪着脖子，并直叫痛。爸爸便冲他道："把头转过来，不要老歪着好不好？"

晓晟哭着说："好痛好痛，转不过来！"见这般，爸爸方才急了，连忙带他去了医院。

医生了解情况后，建议行颈椎CT检查。结果显示，晓晟的颈椎果真受了伤，是寰枢椎半脱位。晓晟妈妈又心疼又气，当着医生的面便责怪丈夫出手太重，弄伤了孩子。

倒是医生劝解说："也不全是孩子爸爸的错，这个病也跟感冒有关呢。"

【点评分析】

颈椎病从何而来？应该说，它是多因素共同作用的结果。

其中，常见的原因包括：

1. **年老渐衰**。就像机器随着时间的推移,各部件会日渐磨损一样,人体各组织器官也会慢慢走向衰退,椎间盘和椎间关节亦不例外。

2. **生活方式不良,慢性劳损**。各种长期超过正常范围的过度活动,如低头工作、过度使用手机、不良睡姿、躺着看书、爱穿高跟鞋、枕头高度不适、空调直吹、吸烟等,都会加速颈椎结构的退变。

3. **外伤**。不当揪拉、倒立和翻筋斗等动作,对颈椎的损伤自是不言而喻。

4. **炎症**。很多和颈椎看似毫无瓜葛的炎症,比如感冒引起的咽喉炎、龋齿、中耳炎等,会刺激颈部软组织,引起颈椎病。

5. **颈椎先天畸形和发育性椎管狭窄等**。

而在各种致病因素中,**颈椎间盘退行性病变及颈椎先天性发育畸形是内在因素、是基础,颈部慢性劳损及急性损伤是外在因素,颈、咽喉部炎症及心理应激是诱发因素。**

咽部位于人体的上呼吸道,和寰枢关节位置非常接近。咽部一旦被病原体侵袭,其炎症可能波及寰枢关节附近的韧带,导致韧带强度降低。加上小儿韧带本身就比较薄弱,轻微的外伤或过大幅度、过快的头部转动,甚至是咳嗽或睡眠姿势不当,即可导致关节对位异常,出现颈椎脱位。

咽喉炎基础加外力牵拉,难怪晓晟颈椎遭殃。医生的话看来不无道理。

颈椎力学不良,另一大成因

大量的临床观察发现,有些人颈椎病症状很典型,却在影像上未见明显的颈椎退行性改变。细究之下,大多能找到颈椎力学不良的征象。颈椎生物力学的研究也支持这种现象。

因此,更多的学者认为,在上述致病机制中,颈椎力学改变,甚至比单纯的器质性改变影响更大,是颈椎病致病的主要成因。

颈椎病的主要成因

颈椎病致病的主要成因分为内因、外因和诱因。

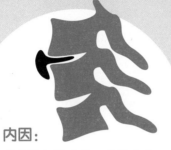

内因：
颈椎退行性病变、颈椎先天性椎管狭窄、颈椎畸形等。

外因：
外伤、受凉、疲劳、落枕、睡姿不良、长期低头等。

诱因：
颈、耳、咽喉、口腔炎症及心理应激等。

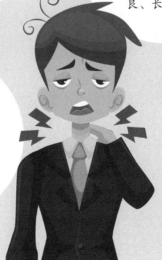

颈椎病,是这样来的

【基础　颈椎退行性病变】

椎间盘变性

骨刺形成

韧带肥厚钙化

关节软骨炎症、退变

关节囊损伤、松弛

颈椎其他相关退行性变

【成因　颈椎力学不良】

颈椎节段性不稳或移位

颈椎生理弧度改变

韧带松弛

肌肉收缩能力下降

颈椎间盘退行性病变是基础,力学不良是成因;

颈椎不稳既可继发于颈椎退行性病变,也可以单独存在;

各因素相互影响,关系着颈椎病的进程;

具体机制尚待明确中……

颈椎病,像感冒一样多

据调查,颈椎病的发病率在 50 岁的人群中约为 25%,60 岁达 50%,70 岁时几近 100%……颈椎病可谓和感冒一样普遍。

随着社会老龄化进展,该数字正日趋攀升。而电脑、iPad、智能手机等电子产品的日益普及,以及现代工作生活方式的改变,更令颈椎病呈年轻化态势。甚至连孩童亦不能幸免。

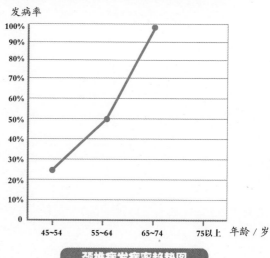

颈椎病发病率趋势图

谁是颈椎病的高危人群

老年人、更年期女性、长期伏案工作的职员、久坐的司机，以及整天沉溺于玩手机、电脑游戏、网购、社交网络的宅男宅女们……都容易成为颈椎病的目标。

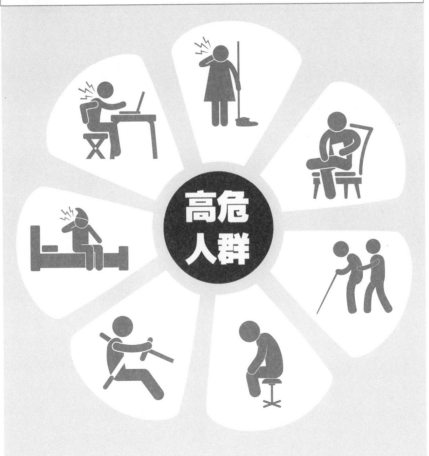

识破颈椎病的**七十二般变化**

"百变"颈椎病

颈椎病不但高发,而且难辨。其非常善于伪装,表现往往五花八门,让人雾里看花,不知就里。

【镜头一】

65岁的李大爷原是一家报社的编辑,长期伏案疾书,从事编校工作,退休后仍读书阅报孜孜不倦。

最近一年多来,他总是觉得咽部发痒,好像有个东西贴住喉咙似的。后来又出现吞咽困难,头向后仰时尤其明显,严重时喝水都困难,且伴恶心、呕吐。

去医院就诊,怀疑为食道癌,但做胃镜、钡餐等检查都正常;怀疑心理障碍,做心理测定,也没异常。

老人为此忧心忡忡,后来经过颈椎CT和MR检查,方才确诊为颈椎椎体前缘骨质增生所致的颈椎病。经治疗后其症状完全消失。

【镜头二】

四十多岁的陈先生几个月前感觉四肢僵硬,活动无力,开始以为是感冒、疲劳所致,但吃了很多感冒药,又休养好几天仍不见好转。当时他也没太在意,旋又投入了繁忙的工作中。

只是,最近他觉得自己好像瘦了,尤其是双臂和双手,肌肉都似乎有点萎缩了,这才心慌地四处求医。

怀疑是肌萎缩侧索硬化症、恶性肿瘤,可做了全身骨扫描、肌肉活检等均未发现问题。多番辗转，最后通过颈椎 CT 和肌电图检查，才发现是椎管狭窄引起的脊髓型颈椎病。经治疗后症状明显好转。

【点评分析】

许多人都以为，颈痛、颈硬、头晕才是颈椎病，殊不知颈椎病因为病变部位迥异，临床表现可谓千奇百怪，一些看似风马牛不相及的病征都可能祸起颈椎。

先分析前者，李大爷的颈椎病为何会出现吞咽困难？虽然颈椎椎体前缘骨质增生很常见，但是因为其前方存在一个结缔组织的间隙，所以与食管有一段距离，一般不会刺激或压迫食道。但如果增生的骨刺过长，则可能穿过这个间隙，压迫食道或刺激食管痉挛，引起症状。这种食管型颈椎病，主要表现为咽后部的感觉异常，重者可引起吞咽困难，而且特殊的体位(如头后仰时)可加重症状。

再看后者，陈先生的症状是因为椎管狭窄慢性压迫脊髓所致。

颈椎病可影响全身

实际上，"百变"颈椎病，影响可谓甚广，全身各个部位的感觉和活动，都可能与它有关。

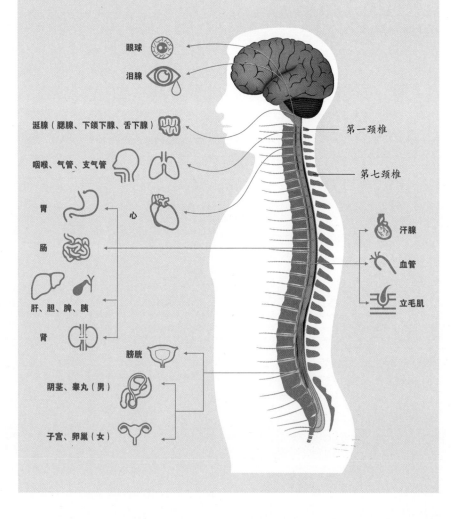

眼球

泪腺

涎腺（腮腺、下颌下腺、舌下腺）

咽喉、气管、支气管

胃

心

肠

肝、胆、脾、胰

肾

膀胱

阴茎、睾丸（男）

子宫、卵巢（女）

第一颈椎

第七颈椎

汗腺

血管

立毛肌

七大类型，逐一看

总结而言，颈椎病可分为七大类型。

1. 颈型

又称软组织型颈椎病。

病因：姿势性劳损、伏案工作、劳累过度。

病变：颈肩肌群受累。

机理：软组织损伤、气血郁滞。

主要表现：颈项不适、僵硬、疼痛及出现相应的压痛点、活动受限、反复落枕。

多发人群：青少年开始。30~40岁高发。

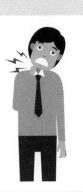

2. 神经根型

发病率最高，占60%~70%。

病因：骨质增生、软组织变性、外伤。

病变：椎间孔变窄、椎间盘突出。

机理：颈脊神经受压，多见于第四至七颈椎。

主要表现：一侧（偶见双侧）枕、颈、肩、臂疼痛或酸胀，手臂出现触电、针刺样麻木感。

多发人群：中青年开始。30~50岁高发。

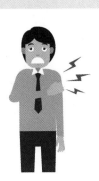

3. 脊髓型

最严重、危害最大，占 10%~15%。

病因：椎间盘突出、椎管内韧带肥厚或钙化、脊髓受压、急性损伤。

病变：椎管狭窄。

机理：脊髓受压、炎性水肿、供血障碍。

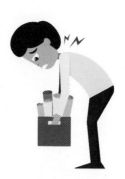

主要表现：发病初期下肢麻木、疼痛、僵硬、无力、颤抖，行走困难，走路如踩棉花感；随后向上发展，出现上肢发麻，手握力减弱，灵活性降低，容易掉落物品；胸、腹部"束带感"。重者大小便失控，甚至瘫痪。

多发人群：中老年。40~60 岁高发。

4. 交感型

约占 10%，常与椎动脉型并存。

病因：椎间盘退变、节段性不稳。

病变：颈交感神经受累。

机理：交感神经功能紊乱。

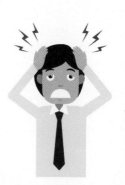

主要表现：枕颈痛、偏头痛、头晕、恶心、呕吐、心慌、胸闷、心前区痛、血压不稳、手肿、手麻、怕凉、视物模糊等。疲劳、失眠、经期可诱发，更年期更多见。

多发人群：中年。30~45 岁高发。

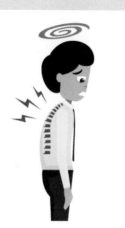

5. 椎动脉型

少见,**易发生猝倒**。

病因: 椎间盘退变、节段性不稳。

病变: 椎动脉受压、椎基动脉系供血紊乱。

机理: 椎基动脉供血不足。

主要表现: 发作性眩晕(可伴恶心、呕吐)、耳鸣、耳聋、突然摔倒等,症状的出现与消失和头部位置改变有关。

多发人群: 多见于中年。30~40 岁高发。

6. 食管型

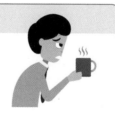

主要指食管受压型颈椎病,表现为吞咽困难,尤以仰颈时为甚,多与其他型颈椎病合并出现。

7. 混合型

兼具前述两种或以上类型的颈椎病,多见于病程久、年龄较高的患者。

尽管颈椎病变化多端,但只要诊断明确,治疗得法,一般都能得到满意的治疗效果。因此,患者也不必过分担心,对于出现与颈椎病相似的症状千万不要胡乱对号入座,有病应及早到正规医院诊治。

揪出颈椎病

颈椎好不好，先问问自己

通过下面的测试，可初步自行评估颈椎的健康状况。

1. 工作性质要求长时间固定于一种姿势	经常	偶尔	很少
2. 体力上透支，感觉疲倦	经常	偶尔	很少
3. 睡眠时间不足	经常	偶尔	很少
4. 睡觉采取高枕	经常	偶尔	很少
5. 运动锻炼时间每天少于半小时	经常	偶尔	很少
6. 颈项僵硬、疼痛	经常	偶尔	很少
7. 肩部疼痛、活动不灵便	经常	偶尔	很少
8. 颈椎活动受限	经常	偶尔	很少
9. 手部精细动作能力减退	经常	偶尔	很少
10. 上肢麻木，尤其是指尖明显者	经常	偶尔	很少
11. 手指有放射性疼痛者	经常	偶尔	很少
12. 眼睛疲劳，视力下降	经常	偶尔	很少
13. 耳鸣	经常	偶尔	很少
14. 双手多汗	经常	偶尔	很少
15. 上肢无力，手中持物突然落下	经常	偶尔	很少
16. 胸闷心慌	经常	偶尔	很少
17. 头痛或头昏眼花	经常	偶尔	很少
18. 背痛	经常	偶尔	很少
19. 行走时有"踩棉花"的感觉	经常	偶尔	很少
20. 性功能障碍	经常	偶尔	很少

以上各题答"经常"者每题得零分,答"偶尔"者每题得 3 分,答"很少" 者每题得 5 分。

135~150 分健康,120~135 分基本健康,100~120 分颈椎可能有问题,100 分以下可能有较严重的颈椎病。

颈椎自检,这样做

要想知道颈椎有无问题,低头族不妨通过以下动作先行自我检测。

首先是检查颈椎的活动度

每个人的颈椎活动度不尽相同,这与年龄、职业、体型和锻炼等息息相关。

一般来说,正常人颈部的活动范围为:左右侧屈 45 度,前俯、后仰 35 ~ 45 度,左右旋转 60 ~ 80 度。

自检时,可把头缓慢向各个方位活动(如下图),如果出现颈部活动受限、活动时疼痛,特别是伴上下肢感觉异常(麻、痛、针刺、过电)或运动障碍(手足无力),或旋转头颈时引发头痛或眩晕时,就要警惕颈椎病的可能。

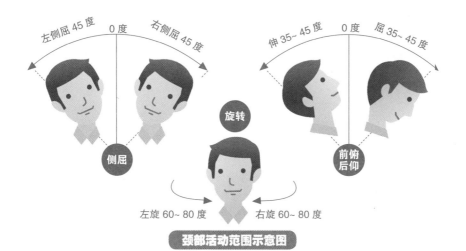

颈部活动范围示意图

其次是检查问题颈椎的部位

可微微低头，从最突出的第七颈椎开始往上，手轻轻按压颈椎（上下棘突之间的凹陷处）及左右（棘突两侧 1~1.5 厘米）。如出现压痛，或摸到条索状、砂粒状硬块，则可能是问题颈椎所在。

尤其在颈椎病早期，这种棘突间压痛和椎旁压痛的位置往往与受累椎节相一致，后期因椎间关节周围韧带钙化、骨刺形成，二者相关性反而不明显了。

X 光片、CT、MR，谁更好

但凡怀疑颈椎病者，都必须进行相关的影像学检查，包括 X 光片（如正侧位片、动力性侧位片、斜位片、张口位片等）、CT、MR 等。

然而，有些时候，患者拍完 X 光片后，还会被要求作 CT、MR（磁共振）检查。患者心里难免犯嘀咕：这是不是过度检查？ CT、MR 更先进，拍 X 光片还有必要吗？

其实，这三种检查各有侧重，具体选择哪一个，应视病情定夺，而无优劣先后之分。

一般情况下，首诊颈椎病，都会先拍张 X 光片，因为**它能看到脊柱的生理弧度、各椎间孔的形态和大小、椎间隙是否变窄、各椎骨的形态等，起到综观全局的作用。**X 光片价格相对便宜，很多疾病，有经验的医生通过 X 光片已能明确诊断。但如果发现异常，则可能再会做 CT 等其他检查。

CT 的分辨度更高些，做的是横断面扫描，**对骨组织显像好。**可确切地判定颈椎椎体与椎管的大小，椎体增生的部位与大小，椎间关节退变的程度，横突孔大小，后纵韧带骨化的程度，椎间盘突出的情况等。譬如，当 X 光片发现椎间隙狭窄、椎体滑脱、怀疑骨结核或肿瘤等时，就有必要再做 CT 来看局部的、细小的骨质变化。

MR 则是一种三维成像技术。它能更清楚晰地显示病变、判断病变的性质,并能发现数毫米的微小病变。在诊断方面,骨结构并不是MR的强项,它**主要反映的是周围软组织、肌肉、脊髓、神经、血管的情况**。

必要时,还需做肌电图(EMG),以判断是肌源性还是神经源性损伤。甚至需进行脑血流图、经颅多普勒超声(TCD)、体感诱发电位(SEP)、脊髓造影等检查,并进行临床体检,进一步鉴别诊断。

怎样才算颈椎病

最终确诊颈椎病,必须结合临床表现(症状体征)和影像学征象。临床是根本,影像作证实。

有典型的颈椎病临床表现,并有明显的影像异常者,可确诊为颈椎病。

有典型的临床表现,但影像尚未见异常者,在排除其他疾病的前提下,能够说明其病理机制时,也可诊断为颈椎病。

临床上无颈椎病的症状和体征,而影像有椎体增生、椎间隙狭窄等颈椎改变者,不应诊断为颈椎病或称隐性颈椎病。

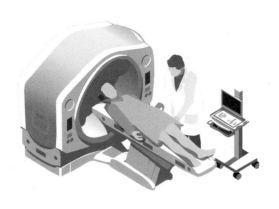

勿入**五个误区**

颈椎长骨刺 = 颈椎病

　　颈椎病的确诊,需要结合临床症状、体征以及影像学检查综合判断。如果仅有影像学改变,但没临床症状、体征,就不是颈椎病。

　　由此可见,即便颈椎长了骨刺,也不一定是颈椎病。大家千万不能仅凭 X 光片上的骨刺,就轻易断定自己得了颈椎病,更不能仅"摸摸"脖子没拍片,就轻率做出颈椎病的诊断。

　　另外,需要提醒的是,骨刺成分和正常骨组织一样,是无法逆转消除的。一些吹嘘能溶解或除掉骨刺的所谓特效药,纯属子虚乌有。不过,骨刺虽无法消除,炎症却是可以消退的。只要消除了炎症,解除压迫,也就解除了疼痛。因此,治疗骨质增生的关键不是消除骨刺,而是能否"永久"消除因骨刺引起的症状。

颈部不舒服,就是颈椎病

　　经常有患者一进门诊就自我介绍说:医生,我有颈椎病。问及原因,回答往往是"颈痛""颈部僵硬"。颈部不舒服就是颈椎病吗?

　　答案当然是否定的。虽然一些颈椎病也会表现为脖子僵硬、疼痛,但我们也不要随便冤枉颈椎,断章取义地认为颈痛就是一定是颈椎病了。

　　其实,80% 的正常人,在其一生当中都有过颈痛的经验。比如,长时间低头,颈肌劳损时会引起颈痛;颈部直对着空调吹,寒从颈入,也会导致颈部不适。因此,在未有确凿的临床和影像学证据前,不应过早地为自己扣上"颈椎病"的帽子。

颈部"咔咔"响,颈椎有问题

许多人就诊时都会这样描述:每次头部左右旋转时,颈部就会发出"咔咔"声,或者是"咯噔"一声响,因而担心是否得了严重的颈椎病。

这要分几种情况。一是颈部做旋转活动时,椎体周围的软组织,如肌腱、韧带、关节囊滑过椎体骨骼时发出的声音;二是颈部向偏侧旋转时,一侧的小关节张开,导致这一小关节腔内负压形成,从而使溶解在周围组织液中的气体进入小关节腔,当颈部反向旋转时,原来张开的小关节腔闭合,将进入的气体又挤压出关节腔,这时也会产生弹响。当然,在一些病理情况下,譬如颈韧带钙化等,也会出现弹响。

这里有生理因素,也有病理情况,需再检查确认。一般来说,年轻人出现这种现象多不用紧张,40岁以上者最好及时就医。

落枕,都怪颈椎病

一觉醒来,顿感颈部疼痛、活动受限。轻者稍作活动,便慢慢缓解了,重者疼痛数日不愈,甚至连头、肩都受到牵连,手臂也麻痛不适,这就是日常所谓的"落枕"。

虽然,当罹患颈型颈椎病时,确实会表现为反复落枕。但更多情况下,落枕系由于睡眠时头颈姿势不当,枕头过高或过低、软硬不当或高低不平,致使颈项部肌肉遭受过分牵拉;或颈部遭受风寒,局部血运不畅,导致颈部肌肉紧张、痉挛等引发。此外,颈部外伤、颈椎不稳也可致病。

可见,落枕并不能完全归咎于颈椎病。

需要提醒注意的是,落枕后除进行适当的按摩、理疗热敷、针灸等处理外,更重要的是形成良好的睡眠习惯,包括:选择合适的枕头、采取正确的睡姿、睡眠时避免风寒入侵等。否则,"恶习"不改,久而久之,就真的会演变为颈椎病了。而对于反复落枕者,应及时就医,以排除颈椎病的可能。

得了颈椎病,最终都会瘫 ✖

颈椎病是一种比较复杂的综合征,它有多个亚型。除严重的脊髓型颈椎病,未及时治疗,可能致瘫外,其他各型多不会引起瘫痪。

此外,需要说明的是,颈椎的椎孔较大,椎管尚宽敞,脊髓型颈椎病的发病率并不算高,即使发病,医学界目前也有办法针对性处理。只要及时诊治,便不必过于担心。

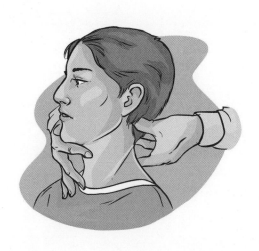

小结

　　1．颈椎毗邻众多的重要组织,颈椎受累时,全身都可能受牵连。

　　2．正常颈椎前凸呈"C"字形。

　　3．颈椎病是多因素共同作用的结果,颈椎间盘退变是基础,生物力学不良是成因。

　　4．颈椎病分七大类型,表现五花八门。

　　5．确诊颈椎病,必须结合临床表现和影像学征象。临床是根本,影像作证实。

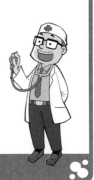

合适的，才是最好的

治疗篇

PART 1 ▶
治疗总则

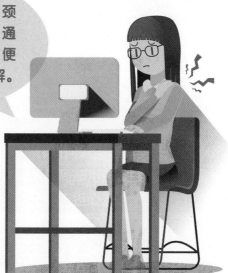

> 九成以上的颈椎病，无须手术，通过保守康复治疗便可获得痊愈或缓解。

无论哪一类型的颈椎病，其治疗均应遵循：**先综合性康复治疗，无效而又符合手术指征时再考虑手术，这一基本原则。**

事实上，90% 以上的颈椎病，通过保守康复治疗便可获得痊愈或缓解，**关键是：治疗及时，措施得当，并持之以恒。** 仅极少数经规范康复治疗无效或病情严重者，需要手术治疗。

问题是，现时可用于颈椎病的康复治疗何其之多，到底该如何选呢？

PART 2 ▶
康复之道，如何选

看懂**处方**"**药**"

目前，常用康复处方中所用的"药"（治疗方案），主要包括以下这些：

非力学治疗	力学治疗
▶ 药物 ▶ 物理因子 ▶ 封闭注射 ▶ 中国传统康复 ▶ 其他	▶ 牵引 ▶ 手法 ▶ 矫形 ▶ 主动运动 ▶ 其他 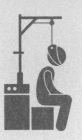

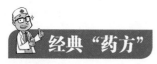

休息，也是一种治疗

颈椎病发作时，如果治疗措施不当，不仅收效不佳，甚者会适得其反，令症状加重。其实，有时，一个十分简单但却又有效的措施便能缓解症状，那就是——休息。

休息，包括卧床休息及局部休息，也是康复治疗的一个重要组成部分。

症状严重或处于急性发作期炎症明显的患者，宜卧床休息。

局部休息，主要是避免加重颈部负荷。比如，佩戴颈围或颈托(详细介绍见下)，以支撑头颈部，减轻颈部负担，放松颈部肌肉，同时限制局部活动，保护颈椎。

药物,常是安慰剂

"颈椎病不用愁,快服 ×××""颈椎病贴 ×××,万贴万灵"……朗朗上口的广告语,不禁勾起许多颈椎病患者的美好遐想:如果吃点药,贴贴药膏,就能治好颈椎病,那该多好啊!

遗憾的是,"理想很丰满,现实很骨感"。没错,当颈椎病症状明显时用一些药物辅助,比如,颈痛时用解热镇痛药止痛,颈硬时用肌松药解痉,都能起到不错的临床效果。但这些都是安慰剂,只能暂时缓解症状。如果不揪出疼痛的元凶(如姿势不良、颈椎不稳等),颈椎病仍不能彻底治愈,复发仍会不时发生。

而这些治疗颈椎病的药物,都是不能长期、频繁使用的。

像肌松药,一般不要连续多天服用及频繁服用。

解热镇痛药,存在胃肠道、心肝肾、凝血方面的风险,也不宜长期用。

即使是"调理"性质的扩张血管药和营养神经药,一般情况下,也顶多用两三个月,最多不超过半年。因为急性症状缓解后,继续服用一段时间,帮助颈部肌肉、神经恢复好后就没必要吃了,即便再吃也没多大作用。这就像一个桶,已经装满了水,再往里倒水,只是徒然浪费。

可见,现时市场上一些打着"不复发"旗号,倡导患者长期吃用的药物,是多么忽悠人。

颈椎病常用药物一览

注意！下述所有的药物，均应在医生指导下使用，并随时监测病情，及时调整治疗方案。患者对药物既不要过于忌讳，当用不敢用；也不要擅自用药，胡乱用药，以免掩盖病情，延误治疗，甚至令病情雪上加霜。

肌松药
如妙纳（乙哌立松片）、郝智等，缓解肌紧张，减轻由此引起的疼痛及活动受限。

调节自主神经药
如谷维素、胞二磷胆碱等。

消炎镇痛药
如乐松、西乐葆、芬必得等，通过抑制前列腺素的合成，减轻炎症，缓解疼痛。

扩血管和改善血供药
如地巴唑、复方血栓通胶囊、都可喜片等，缓解椎动脉痉挛狭窄、供血不足所造成的头痛、眩晕和视觉障碍等。

中药、中成药
活血化瘀、舒筋镇痛的中药散剂、搽剂、洗剂、药膏，如颈复康、颈痛灵、活络丹、根痛平冲剂等。

营养神经药
如甲钴胺、B族维生素、神经生长因子（如恩经复等），改善神经肌肉营养，调整神经功能，助神经肌肉损伤修复。

皮质激素及脱水剂
急性炎症渗出期使用。

物理因子，
百花竞放

各种理疗方法之多，可谓百花竞放，各有千秋。医生会根据具体病情，定制个性化理疗方案。

患者甚至可以安坐家中进行简易的自我理疗。譬如，用热水袋、热毛巾、暖宝等热敷患处，用红外线暖炉直接照射患处，或者洗个温水澡等。

物理因子

物理因子

超激光、激光、红光

干涉波、低中频电

短波、超短波、微波

热磁振、中药封包

蜡疗及其他

机理

扩张血管

改善血供

解除肌肉痉挛

消除炎症水肿

减轻粘连

调节自主神经功能

促进神经和肌肉功能恢复

主要作用

消炎止痛

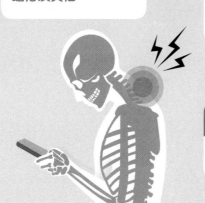

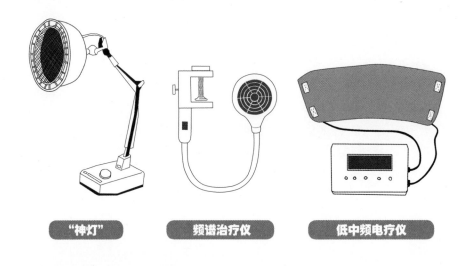

"神灯"　　　　频谱治疗仪　　　　低中频电疗仪

琳琅满目，选哪种？

　　目前，市售的家用理疗仪，常见有三大类：光疗、电疗和磁疗。

　　例如，近几年常说的频谱治疗仪、神灯等，都属于红外线治疗范畴，是光疗。

　　电疗常用的是低中频治疗仪，它有各种规格，有的甚至设置了上百种处方（不同处方由不同波形、频率的电流针对不同病症而设）。

　　至于磁疗，像近年来兴起的磁化杯、特殊金属的项链（钛圈）等，都属于磁疗，只是其磁场强度比较弱，作用很有限。磁疗仪，则通常由一个台机与两个磁圈构成，通电后磁圈发出磁力线而起作用。

　　其中，红外线主要是热效应，但比起普通的热敷，光波可到达更深处的组织，效果更深入；低中频电疗可比是一种电按摩；而磁疗可通过改变磁圈的位置，调节治疗的深度，低强度的磁疗还有消肿作用。

　　这三种理疗仪，最终的目的都是：止痛、消炎。

对于普通的颈肩痛,这三种理疗仪并无所谓首选,可根据经济情况自行甄选。并不是越贵越好,越复杂越好,只要够用即可。

包治百病,不用跑医院?

家用理疗仪的说明书上常常写着各种适应证,仿佛只要自家有个理疗仪,就不需要去医院,自己在家做做理疗即可。实际上,理疗充其量只是一种辅助治疗,特别是家用理疗仪,就更有"小打小闹"的味道。其用于日常保健尚可,但要想根治颈椎病,恐怕还得由专业人员细查原因,对因治疗才是正道。

总的来说,市面上售卖的理疗仪对于病情较轻的颈椎病或许有一定的疗效,可作为辅助治疗和常规保健用。但对于那些病情较重,或是尚未明确诊断的病症,病人则不应自行使用理疗仪,否则很可能治不好病,还延误了治疗。此时,必须尽快去医院求助才对。

目前市面产品良莠不齐,在购买理疗仪之前,应先详细了解理疗仪的功能、适应证,选择适合自己的类型。最好是在康复、针灸等专业医生的指导下购买。

小心越治越糟糕

基本上家用理疗仪只要按要求使用,都是安全的。

但还是有人抱着一种"在自家治疗,可以多做一会儿"的想法,每次治疗都弄上个把小时,这可就不是好事了。

例如,红外线照久了,照射处的皮肤会发红,出现小水疱,像烫伤了一般;低中频仪使用久了,反而使肌肉更疲劳(刺激过久令肌肉过度收缩)。所以,理疗仪每次使用 30 分钟,每天 1~2 次即可。而强度,如红外线灯的距离、低中频电流强度的选择,则以使用者自身的感受为指标。

要注意的是，低中频治疗仪的电极一定要平整地贴在皮肤表面，如果电极变得凹凸不平，会使电流无法平均分布，用时会感到刺痛，甚至烫伤皮肤。另外，贴电极前要注意清洁皮肤，电极不要贴在皮肤破损处。

体内装有起搏器者，不可使用低中频治疗仪和磁疗仪；而体内有金属（如骨折的内固定钉）者，使用磁疗仪或中频治疗仪时，治疗强度须较低，而且电极最好采取并置摆放，避免对置摆放。

牵引,没那么恐怖

许多人一看到牵引的器械,心里就有些发怵:如此"吊颈",真恐怖! 但其实,只要症型适合,方法得当。牵引仍不失为一种安全且有效的颈椎病治疗法。

正确的颈椎牵引,可放松肌肉,缓解疼痛;松解软组织粘连,牵伸挛缩的关节囊和韧带;改善或恢复颈椎的正常生理弯曲;使椎间孔增大,解除神经根的刺激和压迫;伸张被扭曲的椎动脉;拉大椎间隙,减轻椎间盘内压力等,对颈椎病确实功效显著。主要适用于颈型和神经根型颈椎病。

居家牵引,颈椎病的自我救赎?

"传统的颈椎牵引器,就像这种单手柄红酒开瓶器,你看,用力一拔,瓶塞就断了。想想,假如这是你的脖子,多么危险! 而我们的颈椎牵引器,就好比这种双手柄开瓶器,两个手柄同时用力,向下一压,瓶塞轻松起来,完整无缺……"推销员正对一款家用颈椎牵引器进行煽情的介绍,听得在场的人蠢蠢欲动。

的确,患上颈椎病,一次次跑医院,耗时耗钱。而居家牵引器如果真像广告所言,一次性付款,使用多年,能防能治,操作简单,岂不美哉?

然而,颈椎病真的是买个牵引器回家,就能轻松搞定吗?

【角度、力度、时间,有讲究】

颈椎牵引的确是临床治疗颈椎病的有效方法,但断然不是一个"双手柄开瓶器""咔嚓"一下就了事的。这是一个讲角度、讲力度的过程。

颈椎由 7 个椎体组成，从侧面看，像一个 "C" 字。当头处于不同位置，这个 "C" 字的弧度会出现变化。而不同弧度，牵引力量所集中的部分也不同，否则会影响疗效。例如，当低头时，颈椎的 "C" 字会慢慢变直，接近 "I" 字，这时，牵引的力量主要影响颈椎的下半段。而保持头在正中位，则主要影响颈椎的上半段。所以，临床医生会根据病人情况，来决定牵引时其头部的姿势位置。

除了角度，力度也会影响效果。临床上常用的牵引方式，有持续性牵引（整个治疗过程一直牵拉）和间歇性牵引（牵拉一段时间，稍放松一段时间）。一般来说，后者施加的力量要比前者大，时间也相对较长。

牵引时病人的体位不同，力度也不同。一般间歇牵引的重量可以其自身体重的 10% ~20% 确定，持续牵引则应适当减轻。躺着的时候，牵引力不用与重力对抗，所用的力量自然就比坐着时要小。而且，牵引的力度也不是每次都相同。一般来说，刚开始的力度最小，随着牵引次数的增多，力度慢慢加大，直到某一个值。

此外，牵引时间通常在 10 ~ 30 分钟，再长就可能产生头痛、恶心等不良反应。牵拉还应充分考虑个体差异，年老体弱者宜牵引重量轻些、时间短些，年轻力壮则可牵重些、时间长些。牵引过程如有不适或症状加重，应立即停止，查找原因并调整、更改治疗方案。

而牵引治疗往往需要多个疗程，甚至历时一两个月，持之以恒，方能见效，半途而废则收效不佳。

【有所为，有所不为】

不少颈椎病患者，看了家用牵引器广告后，便兴冲冲买回家享用。殊不知，使用不当，可能暗藏危机。

颈椎牵引也有不适合的情况。例如，必须手术治疗的（如绝大多数的脊髓型颈椎病），牵引便无能为力。而有些情况，使用牵引还会出现危险，如颈椎风湿性关节炎。

打个比方，我们的颈椎就像一块块积木，而韧带就是胶布。正常情况下，积木是被胶布连接在一起的。风湿性关节炎的韧带有坏死的可能，就相当于胶布老化了，一扯就断。这时如果自行牵引，可能会出现颈椎椎体不稳、脱臼或半脱位，乃至损害脊髓，造成瘫痪甚至死亡。

当然，这样的可怕结果，并不意味着对居家牵引的全盘否定，而是告诉我们，慎重使用，才能"自救"。

具体说来，牵引应严格在专业人员指导下使用。应该通过检查和诊断，让医生排除牵引的禁忌证，制定个性化的牵引"处方"。然后在医生或治疗师的指导下，练习几次，熟练后才回家自行牵引。而且，在治疗过程中，每隔一段时间，要回医院复查，让医生判断病情变化，调整治疗方案。

能否"自救"，全在于做法。

【牵引做预防，杀鸡用牛刀】

个别家用牵引器的广告，除了强调"治疗"作用，通常还以"预防"来吸引顾客眼球，事实果真如此？

牵引对于正常的颈部而言，确也有一定的正面作用，如放松肌肉、改善局部循环、滑利关节等。但要达到这些效果，完全不必动用如此"牛刀"，许多日常的自我保健，如进行简单的颈部运动，避免长时间保持同一姿势，注意颈部保暖等，即可达到。因此，并不推荐将牵引用于颈椎病的预防。

小 知 识

颈椎牵引禁区

牵引后有明显不适或症状加重，经调整牵引参数后仍无改善；脊髓受压明显、节段不稳严重；年迈椎骨关节退行性病变严重、椎管明显狭窄、韧带及关节囊钙化骨化严重；患颈椎风湿性关节炎。

牵引器，首选机械式

目前，市场上的家用颈椎牵引器种类繁多，大致可分为气囊式和传统机械式两大类。

气囊式牵引器价格低廉，但其气囊充气膨胀时，各个方向产生的压力是等同的。当垂直方向的牵引力达到所需力度时，可能已超过颈动脉所能承受之力，继而影响头部血供，出现头晕、恶心。此外，还可能压迫肩部肌肉，导致肌肉酸痛。因此，应尽可能选用机械式牵引器。

常见的机械式牵引器有吊挂式颈椎牵引器、颈椎牵引椅和颈椎牵引床等，其中吊挂式颈椎牵引器使用起来较为方便，所需的地方较小。患者必须选好悬挂位置后，调节好牵引角度及选好牵引重量。

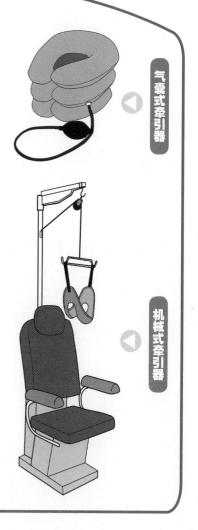

气囊式牵引器

机械式牵引器

手法治疗，是把"双刃剑"

免却吃药、打针，仅凭医师之手，便可缓解症状，甚至手到病除——手法治疗颈椎病的奇妙之处就在于此。

应特别强调的是，颈椎病的手法治疗必须由训练有素的专业医务人员进行。手法治疗宜根据个体情况适当控制力度，尽量柔和，切忌暴力。

图解手法治疗

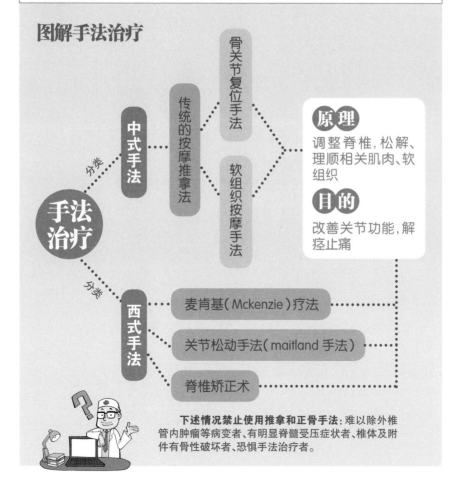

手法治疗

中式手法

分类

传统的按摩推拿法

骨关节复位手法

软组织按摩手法

原理 调整脊椎，松解、理顺相关肌肉、软组织

目的 改善关节功能，解痉止痛

西式手法

分类

麦肯基（Mckenzie）疗法

关节松动手法（maitland 手法）

脊椎矫正术

下述情况禁止使用推拿和正骨手法：难以除外椎管内肿瘤等病变者、有明显脊髓受压症状者、椎体及附件有骨性破坏者、恐惧手法治疗者。

胡乱推拿按摩，后果很严重

时下，街头巷尾的"盲人按摩""松骨"，以及某些场所堂而皇之的"古法按摩""泰式按摩"等，总能吸引不少的人。颈肩腰不适，周身疲劳时，去按按放松下，甚至闲来无事，也喜欢去"享受"一下。殊不知，此间其实危机四伏，按摩不当有时甚至性命有虞。

【病案回放】

2016年春节前夕，26岁的广州小伙阿辉上班时突发卒中(中风)，紧急送往医院处理后才转危为安，但行走、吞咽和语言能力均受到影响。

这么年轻的小伙子为什么会中风？原来阿辉发病前几天曾在休闲会所进行过颈部按摩。

医生分析，很可能是颈部推拿所带来的外力，使颈部血管内膜局部撕脱，后在血液的冲击下，撕脱的内膜剥脱入血，形成血栓栓塞远端血管，从而造成缺血性卒中。这种情况非常危急，如果不进行恰当和及时的治疗，致残和死亡率非常高。

不规范推拿按摩之殇，由此可见一斑。

诚然，推拿按摩对某些类型的颈椎病卓有成效，但并不意味着其适用于所有的颈椎病，也并非人人皆宜。

事实上，要做到正确的诊断、科学的推拿处方、熟练的推拿技术谈何容易！目前，各地正规医院、诊所绝大部分推拿按摩医师虽都受过正规训练，但囿于医学的复杂性和不可预知性，尚且有一定局限。更何况各种江湖术士、医学骗子、桑拿按摩小姐、沐足小姐，基本上是打着按摩的幌子乱摸一气！

在此特别强调，颈椎病的手法治疗必须在明确诊断的前提下，由训练有素的专业医务人员进行。而具体操作时，宜根据个体情况适当控制力度,尽量柔和,切忌暴力。

　　下述情况禁止使用推拿和正骨手法:各种急性传染病、颈椎肿瘤、颈椎结核、有明显脊髓受压症状、椎体及附件有骨性破坏、颈部皮肤感染、孕妇。

勿入两个误区

⊗ 推拿按摩,越痛越有效

　　并不存在按摩"越痛越有效"之说。手法过重,有时反而会出现急性肌筋膜综合征,颈肩出现局部酸麻伴活动受限。除了个别特殊治疗需要之外,一般来说,推拿按摩的力度要以自己的耐受性为主。推拿按摩后,有微微的酸胀感,这力度就较合适了。

⊗ 推拿按摩,越勤越好

　　专业的按摩应根据病情的需要来安排,个体差异比较大,并非越多越好。太频繁的高强度按摩容易导致组织损伤,甚至引起严重后果。

麦肯基疗法，"价廉物美"的颈椎治疗法

【趣闻：史密斯先生 vs 麦肯基疗法】

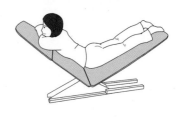

20世纪50年代，罗宾·麦肯基（Robin McKenzie）在新西兰一个小镇上当医生。他有一个"常客"——史密斯先生，是位腰椎间盘突出的病人，经常腰腿痛。

一天下午，当麦肯基医生忙得不可开交时，史密斯又扶着腰，由人搀扶着走了进来。麦肯基随手指了一张治疗床——一张刚给患者做完治疗，还没有将床尾调低，基本呈"V"字形的床，让史密斯先躺上去。等他忙完了，再去找史密斯时，发现史密斯已经不见了。

原来，史密斯在那张"特殊"的床上趴了一会儿后，他久治不愈的腰痛居然消失了。从那以后，这位"常客"就基本不怎么光顾这个小诊所了，因为每当他腰痛发作时，就会在家里按当时在诊所里的姿势趴一会儿，腰腿痛便好了。就这样，罗宾·麦肯基少了一个"常客"，却由此受到启发，开创了著名的麦肯基疗法。

麦肯基疗法创建至今已有50多年，被全球康复医学界公认为，一种非常有效的自我颈腰痛防治法。它最突出一点在于，减少了医疗花费，可谓价廉物美的治疗方法。而罗宾·麦肯基因此享誉全球，亦因此被伊丽莎白女王授予英帝国勋章。他的书籍销量累计超过550万册。

【推荐：办公室一族 vs 麦肯基疗法】

白领聚集的办公室，是颈椎病的重灾区。

白领族群要想避免颈腰痛，首先要养成良好的坐姿和站姿，减少长时间的伏案工作。并在工作的间隙，常做以下的颈部保健操。

肯基疗法提供了一种简单的自我治疗方法。掌握了它的要点，说不定你就成为下一个"史密斯"，从医院的"常客"变成"稀客"了。

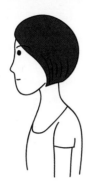

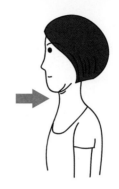

❶ 放松头颈。坐在椅子上，平视前方，深呼吸使身体完全放松。此时，头部呈自然突出状态。

❷ 缓慢后移。眼睛继续直视前方，缓慢且平衡地后移头部，直至不能再向后为止（注意下巴不要翘起，眼睛不要向上看）。

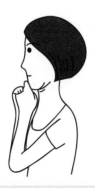

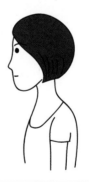

❸ 收缩下巴。保持上述动作几秒后，做头部回缩动作，双手可放在下巴上。保持几秒后放松。

❹ 回复。做完之后，回复至放松状态。

康复之道，如何选

治疗篇 合适的，才是最好的

51

麦肯基疗法第二节

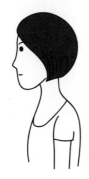
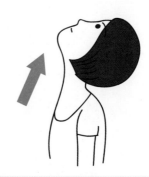

❶ 放松头颈。 坐在椅子上，平视前方，深呼吸使身体完全放松。此时，头部呈自然突出状态。

❷ 仰望星空。 保持头部回缩姿势，再慢慢抬起下巴，头部后仰，就像仰望星空一样。

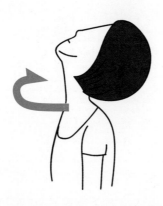
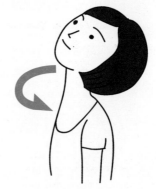

❸ 左右转动。 保持仰望星空状，将头部左、右转动。各转动5~10次为1组，每天6~8组。

麦肯基疗法第三节

（本节需要一张可供平躺的床，可下班回家做。）

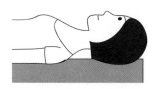
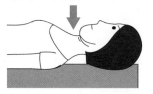

1 **放松头颈。** 平躺在床上，深呼吸放轻松。

2 **收缩下巴。** 使用头部的力量收回下颚，达最大幅度，保持几秒钟，然后放轻松。

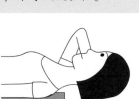
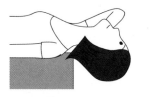

3 **头颈肩悬空。** 重复上述动作几组后，一只手撑住头部，慢慢将头、颈、肩移出到床外，处于悬空状态。

4 **缓慢仰头。** 然后逐渐将手移开，眼睛尽可能看地板，头部动作幅度做到最大。

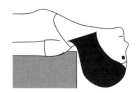

5 **左右转动。** 保持仰头姿势，将头部稍微左右转动，保持2~3秒，然后慢慢回到第一步的姿势。重复几组后在床上休息几分钟。

温馨提示：以上动作速度宜慢，幅度宜大。有恶性病变、重度骨质疏松、骨折、椎体脱位、椎管狭窄等患者禁用。练习后如症状加重，或出现头晕等不适，应立即停止练习，并寻求专业人员帮助。

漫步商场、药店，不时会看到诸如按摩椅、按摩棒、按摩锤、摇摆器等的电子按摩器材。听推销员们大肆宣讲其种种奇功妙用，什么"能按百病""让女士变得健美""老少咸宜"等，再看广告单张，更是吹嘘得神乎其神。事实，真有其用吗？

病案回放：

薛女士因长时间玩手机，致使颈项僵硬疼痛，转动不灵，使用按摩棒接连按摩几次后，疼痛未见减轻，还感到颈部和肩膀不适，右手发麻，吃饭连碗都端不动。到医院检查，原来是颈椎错位了。医生说可能是因为使用按摩棒时，按摩力度过大，颈肩部肌肉受强刺激后发生痉挛而导致关节错位，臂丛神经受压，以致上肢麻痹。

五类人不宜

"按摩不成，反致病"，如此个案并不鲜见。由于按摩器是以高频机械振动或滚动，来对人体进行刺激性按摩的，所以并非人人都可以使用。比如，以下五类人就不太适宜：

◆**严重心脏病、高血压患者。**按摩可使体内血液循环速度加快，容易诱发心脏病和高血压发作。

◆**骨质疏松、骨结核、骨折后愈合不全者。**若局部用力过猛，可能导致骨折。

◆**骨肿瘤患者。**按摩会使与肿瘤相连的毛细血管扩张，局部血流量增加，导致病灶扩散而加重病情。

◆**皮肤有溃疡、破损等问题者。**

◆**体型过瘦者。**过瘦的人往往难以承受高频率的机械运动，容易产生滞后性疼痛。

◆**饱食后**。饱食后进行按摩,会使原本在胃部的血液流动至四肢,影响胃的消化功能。

关键是科学使用

这么说,是不是按摩器不能使用了呢? 当然不是。作为新兴保健用品,按摩器能促进局部血液循环、加速新陈代谢,使劳累身体得而放松,有利于消除疲劳,从而起到一定的保健作用。

但使用时应注意做到:①循序渐进。初次使用按摩器时,最好先试十分钟。如果身体没有不适,再适当延长按摩时间。②选用因人而异。中老年人可使用振动频率较快、振动强度较弱的电动机式按摩器;电磁式按摩器由于振动频率慢、振动强度较大,比较适宜于运动后按摩及中青年人使用。

有些功能只是忽悠

按摩器中所谓的功能,并非个个都货真价实,有的纯粹是忽悠人而已,需要仔细甄别。

【实用型】

◆**气囊按摩**。气囊按摩主要是通过气体压力的顺序变化对肌肉进行挤压(一般从远端向近端),来促进肌肉血液循环,以消除水肿、缓解疲劳。这是一种温柔的按摩,一般人都会喜欢。

◆**磁疗**。有很强的消炎、消肿作用,但需要长时间坚持才能见效,更适合于时间充沛且使用规律的老年人。

◆**远红外热疗**。主要通过红外线照射,使体表温度升高,能促进皮下血液循环,缓解肌肉紧张和疼痛,增加韧带、关节囊、肌肉的弹性,冬天更加适合。

【忽悠型】

◆**穴位自动感应。**当前人类对穴位的研究还不充分，况且按摩时身体与按摩椅之间隔着衣服，使用者体型又不确定，所谓的穴位感应根本无法精准做到。

◆**零重力设计。**零重力是采用美国航署太空穿梭机座椅的设计理念，即斜躺时让足部的水平线高于心脏，身躯与腿部之间保持126度（±7度）的钝角。商家称"零重力姿势可松弛脊椎骨，疏解紧绷的肌肉，同时促进人体的血液循环"。但其实，这种设计并非人人皆宜。譬如，腰椎滑脱和峡部裂的人在斜躺的情况下再加以高强度震动，反而可能加重病症。

此外，要提醒的是，按摩器市场鱼龙混杂，传销现象严重，购买时亦应小心提防。而对于患有颈肩腰腿病的人而言，按摩器只给予暂时的舒适，真正的疾病，还得交给医生去治。人体肌肉、韧带、骨骼的加强有赖于主动运动，多出去运动，或许受益更多。

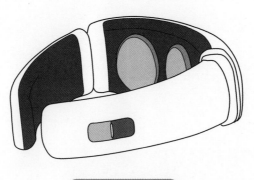

颈椎穴位按摩器

颈围，休养亦有道

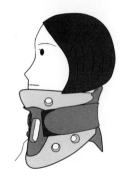

机器用久了需要停运保养，颈椎出毛病了亦需要休养生息。最简单直接的方法就是制动。

限制颈椎活动的方式有很多，其中，颈围（颈托）是居家使用最为便捷的一种。其作用主要在于固定和保护颈椎，矫正颈椎的异常力学关系，减轻颈部疼痛，防止颈椎过伸、过屈、过度转动，避免造成脊髓、神经的进一步受损。

颈围可用于各型颈椎病急性期或症状严重的患者。也适用于颈椎骨折、脱位，经早期治疗仍有椎间不稳定或半脱位之时。

佩戴颈围时一般固定颈椎于中立位，并注意松紧适度，以不引起明显不适为佳。颈曲反张者，围领的后方不宜过高。

一般提倡白天佩戴，休息时除去。长期应用可能引起颈背部肌肉萎缩、关节僵硬，非但无益，反而有害，所以穿戴时间不宜过久，一般使用 1~3 个月即可。在症状逐渐减轻后，要及时除去，并加强肌肉锻炼。

打封闭，疗效立竿见影

封闭疗法，实际上是一种化学性神经阻滞疗法，即取少量肾上腺皮质激素（如泼尼松、曲安奈德等）和局部麻醉药（普鲁卡因、利多卡因），直接注射到病变肌肉、关节、筋膜、肌腱等部位，以达到活血、消炎、止痛等目的。具体可酌情选取痛点封闭法、选穴封闭法及神经阻滞疗法等方式。

很多时候，通过 2~3 次的局部封闭疗法，即可"短、平、快"（少量、廉价、快速）地缓解颈椎病症状，消除患者痛苦，效果可谓立竿见影。

有人可能会担心激素的副作用问题。但其实，一来封闭治疗所用的激素量可谓微乎其微；二来它是局部用药，注射比较表浅和局限，所谓"小鱼翻不起大浪"，大可不必过于担心。

当然，这类激素药物也不是万试万灵的"灵丹妙药"，倘若长期、大剂量应用，确会产生一系列副作用，比如，向心性肥胖、多毛、胃肠损伤、骨质疏松，甚至诱发高血压、精神病、股骨头无菌性坏死等。久而久之，还会造成药物依赖、成瘾难戒。

用与不用，怎么用，当遵医嘱而行。患者无须过于忌讳，也不应过分依赖。

针灸，妙手回春

　　针灸疗法，包括针法和灸法，在我国源远流长，是炎黄子孙的重大发明，是祖国医学宝库中一颗璀璨的明珠。

　　针灸具有适应证广泛、疗效迅速显著、操作方法简便易行、医疗费用经济实惠、极少副作用等独特优势。

　　针灸之于颈椎病，主要作用是舒经活血。临床上常用的针灸疗法，包括电针疗法、温针疗法、穴位注射、艾灸、刺血拔罐法，以及耳针、水针等。

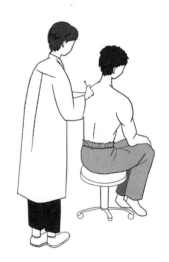

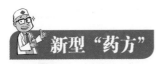

牵引，躺在"太空舱"里做

美国国家航空航天局（NASA）首先发现，在航天失重的情况下，宇航员的腰背疼痛得到了缓解，并且，宇航员在执行任务期间，椎间盘的高度明显增加。这一有价值的发现引领了颈椎病治疗的生物技术发展。

颈椎非手术脊柱减压系统（SDS9900），正是由此得到启发，通过模拟宇航员在外太空中失重状态下，颈部的完全放松状态设计。其采用非线性对数牵引力，集中作用在病变颈椎，使颈椎形成持续的负压，从而有效地治疗椎间盘突出。同时，其所产生的负压可使液体和营养物质渗透到椎间隙并滋养椎间盘。

在 30~45 分钟的治疗过程中，患者可安躺床上，轻松自如地看看 DVD、听听音乐，或者小睡一会儿。

相比普通牵引，高大上的智能化 SDS9900 颈椎非手术脊柱减压系统，可谓定位更精准快速，治疗更安全高效，过程也更舒适轻松。

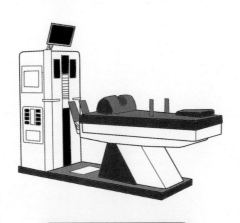

SDS9900
颈椎非手术脊柱减压系统

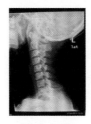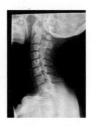

治疗之前　　治疗之后

"硬颈",
曲度牵引巧施计

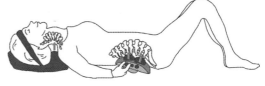

　　不少患者，尤其是年轻人，长期颈项僵硬、酸痛不适，影像检查发现颈椎生理曲度变直，甚至反张。此时，就是曲度牵引大显身手的时候了。

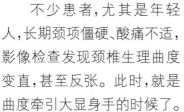

脊柱曲度牵引系统

　　脊柱曲度牵引系统——"曲度邦"，采用三气囊仿生设计，贴合自然生理曲度，依循脊柱正常生理弧线轨迹进行牵引。

　　通过颈椎（及腰椎）下面气囊的反复上下推举，产生动态弧形牵引力，使颈腰椎充分伸展，最终恢复颈腰椎的正常生理弯曲度。同时，牵拉开椎间距，还有助于减轻椎间盘后方的压力。

　　曲度邦曲度牵引适用于颈（脊）柱生理曲度反弓、强直，颈型、椎动脉型、交感神经型颈椎病等。

枪击，智能整脊

　　颈椎出了问题，严重到抬不起头，被医生打几"枪"后当场就可以自由转头了；肩痛、手麻严重，打几"枪"症状立马好了大半……如此神乎其神的技术，是真的吗？没错，这就是——整脊枪。

这可不是一把普通的手枪，而是一款对脊椎及四肢关节病变有独特疗效的全自动智能脉冲仪。只要打开电源，整脊枪就能自主判断不同组织情况来调整治疗的频率、力度、时间，只要角度稍有偏斜，它就能灵敏地改变作用方式。

原来，这个电动枪里面装有一个微型电脑芯片，它可以自动侦测脊椎问题，然后发射出接近人体共振频率的脉冲，直接松动错位的关节并把它调整到正常关节序列中。

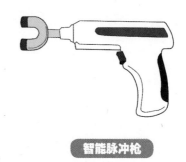

其高速度、低强度的特性使病人在治疗过程中没有疼痛甚至是感觉舒适。一般几分钟内即可完成一次治疗，症状较轻者，甚至一次便可治愈。

智能脉冲枪

鞋垫，矫正身体力线

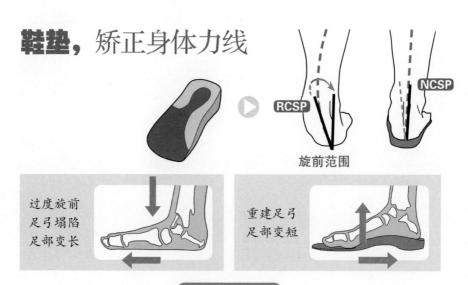

旋前范围

RCSP　NCSP

过度旋前
足弓塌陷
足部变长

重建足弓
足部变短

ICB矫正鞋垫

临床上，一些颈肩痛患者的罪魁祸首其实却在脚上，这其中千丝万缕的关系到底是怎样的呢？

人类足部是由 26 块骨头和 2 块籽骨，连同周围的肌肉韧带等组织构成，特别重要的就是拱桥样足弓。当脚触地时，足弓吸收冲击力，减弱作用于脚的力。但是，一旦足弓塌陷，人体正常力线也随之改变。据知，足部旋前 1 度，小腿部分的胫骨就会相应地内旋 1 度，膝关节内侧受力增大，进而引起大腿和髋关节，甚至脊柱代偿性改变。假以时日，这些不正常的受力将引起足、踝、膝、骨盆、腰、颈等的疼痛，一些内脏器官的功能也可能受累。

因此，像膝关节痛、骨盆前倾、长短腿、脊柱侧弯、高低肩、颈肩痛等，都可能祸起足患引起的身体力线改变。

总体而言，足对全身生物力学作用的重要性，就好比高楼的地基，一定要稳、要坚固才行，其意义可谓"举足轻重"。

那么，该如何纠正足患引起的身体力线异常，打好这个关乎全身的"地基"呢？通过详细的检测、力学分析，配一双 ICB 生物力学矫正鞋垫，或许便能轻松解决问题了。

ICB 矫正鞋垫是一款运用高科技材料，对人体足部进行力学矫正的治疗工具。配制鞋垫前，医生会对病人的足底压力、生物力学情况进行系统评估，再进行个体化的量身配制。穿戴期间，医生还会根据力线的变化定期对鞋垫进行调整。

足部有恙垫矫形鞋垫，就像眼睛近视要戴近视镜一样，既十分必要又非常有效。垫上矫形鞋垫，足弓重现了，地基稳固了，便可看到明显的力线变化，慢慢地，上层建筑（身体状况）自然就慢慢调整过来了。

事实上，临床上一些患者，只是单纯运用矫形鞋垫，颈肩腰腿痛等问题便迎刃而解了。

把人吊起来，也可以治病？这并非痴人说梦，而真的是颈椎病常用的康复治疗手段之一。

悬吊，激发全身肌肉

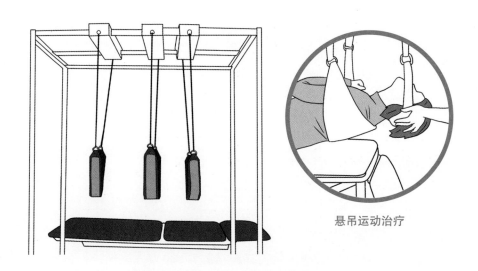

悬吊运动治疗

悬吊运动训练治疗系统（S-E-T）

这使用的就是人体悬吊运动训练治疗系统（又称 S-E-T），即是把病人悬吊起来，并根据患者的具体病情调整吊绳位置，从而达到在无痛状态下全面治疗各种肌肉骨骼疾病的新技术。

为什么要悬吊起来呢？临床上发现，许多颈肩腰腿痛患者往往需要长期康复治疗，不治就痛。这是因为传统治疗常是"头痛治头脚痛治脚"，忽略了整体康复治疗。

人体的肌肉系统分为内部的稳定肌和外部的做功肌，内部的稳定肌是最能"偷懒"的，传统的康复手段往往不能作用到内部的稳定肌，导致康复效果欠佳。而经权威论证，内部稳定肌只有在人体悬吊、不稳定的状态下，才能被激活。与此同时，悬吊也有助于提高大脑中枢对身体的感知能力和协调能力，激发调节肌肉的潜能，最终达到整体康复的效果。

在 S-E-T 治疗中，患者的整个身体被水平悬吊，手脚处于一个不断晃动的吊带上。为完成训练动作就必须发动全身肌肉，以保持身体的平衡。另外，在做悬吊运动时，还会用到平衡软垫，人处于不平稳的状态下，则不得不主动"激发全身肌肉"去维护身体平衡。

通常情况下，一次训练只需要 20~30 分钟，每天 1 次。为巩固疗效每周可进行 2~3 次治疗，坚持 4~6 周。

弹力带，渐进式抗阻训练

使用 Thera-Band 弹性训练带进行运动训练(具体方法详见第 115~119 页)，是新兴的运动治疗新方法，值得推荐。

其核心理念就是渐进式阻力训练，运用不同弹性的塑胶弹性带进行抗阻牵拉和多角度等长抗阻肌力训练，可在较短时间内提高颈部肌肉及韧带的力量，改善颈椎功能、扩大颈椎活动度。

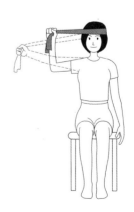

肌内效贴，贴走颈椎病

五颜六色的"胶布"

不知大家可否有印象，在一些运动赛事中，不少运动员身上都贴着五颜六色的"胶布"，那到底是什么东西？有什么作用呢？其实，这种胶布学名叫"肌内效贴"。

这种贴布看上去像是膏药，实际上并没药物的成分，完全是物理效用。强力的弹性和依附性，以及内侧面的微波纹设计、不同的颜色搭配和无药物性，决定了其在康复和运动领域的良好作用。

例如：

1. 良好的弹性和依附性，使其容易贴敷又不易脱落，因而能发挥固定保护作用，且不会带来束缚感、不会影响运动能力。

2. 顺肌肉走向贴可分担肌肉压力（尤其是运动需要瞬间增大的肌肉压力）和保护关节肌肉附着点，能有效预防和减轻运动损伤。

3. 内侧面微波纹设计，使皮下不同组织产生微小牵张和类按摩作用，帮助消肿止痛、修复损伤组织和缓解疲劳。

4. 良好的贴敷作用和不同的颜色搭配，趣味性十足，更有调节神经肌肉功能的作用。

5. 无药物成分又大大降低了过敏反应，增加适用人群。

因而广泛应用于运动医学和康复治疗。

其实，不但在专业领域，对于日常简单的损伤和疼痛，大家亦可尝试自行进行贴布治疗。患颈椎病时也可以用。

不同贴布，功效各异

常见的贴布裁剪形状：

I 形：支持和放松肌肉，具镇痛以及保护固定作用。

Y 形：促进血液循环代谢，适合放松紧绷肿胀肌肉。

X 形：促进固定端位置的血液循环及新陈代谢，有止痛效果。

爪形：淋巴引流，具消肿效果。

贴布的拉力可分为三种：自然拉力、中度拉力和最大拉力。在家中自行进行贴布治疗时，建议用自然拉力时的贴布或咨询专业人士后再选择。

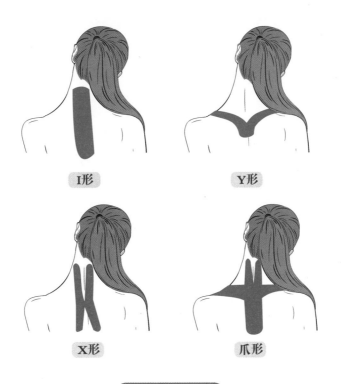

颈椎病贴布法

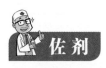

心理调适和科普学习，**大有裨益**

颈椎病易迁延不愈，反复发作，患者长期受折磨，易产生较大心理压力和各种心理障碍。研究发现，颈椎病的发生与心理紧张、焦虑、应激有关，因此，懂得自我调整心绪，必要时介入适当的心理治疗，必然对提高生活质量，实现身心的全面康复有所裨益。

此外，通过科普学习，知晓颈椎病的来龙去脉，懂得更好地配合治疗、坚持治疗，加上平时注意养成良好的工作生活习惯和积极锻炼，对防治颈椎病也功不可没。

治疗处方，因人而异

不同类型颈椎病，治疗手段也不同，治疗不能千篇一律。除坚持共性原则外，更强调个性化治疗（以疗效好，副作用少为佳），此所谓"一把钥匙开一把锁"也。

至于具体选什么疗法，以及细节怎样执行，治疗处方（方案）当由专业医生面诊评估后依个人而定。

全面评估诊断

诚然，每种康复疗法都各具特色，适应证和禁忌证也迥异。对患者而言，并非每一种疗法都需要采用，也并非每一种疗法都适宜——只有合适的，才是最好的。

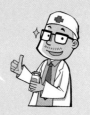

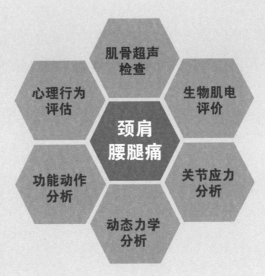

精准靶向治疗

归因	治疗方法
化学（炎症）因素	药物、物理因子、中国传统康复（针灸、拔火罐等）
机械（力学）因素	A.椎间盘退变高压：牵引、减压 传统牵引，非手术脊柱减压系统（SDS），曲度牵引系统，阿基米德悬浮牵引 B.脊椎排列与力学紊乱：生物力学调整 手法复位、整脊手法，Sigma，美国智能脉冲枪 C.脊椎节段不稳：主动运动训练 徒手操、弹力带、哑铃操，S-E-T悬吊运动训练，Thera-Band渐进抗阻训练
器质（结构）因素	外科处理：微创、手术

　　颈椎退行性病变是颈椎病发病的病理基础，生物力学失衡是颈椎病的主要成因，而颈椎节段性不稳及相关肌群薄弱是导致生物力学失衡的主要原因。只有力学治疗才能有效地调整颈椎生物力学失衡及脊椎节段排列紊乱，只有主动运动与功能训练才能强化肌力、调整生物力学，进而稳定颈椎。

　　因此，生物力学调整与主动运动训练相结合才是颈椎病康复治疗防治并重的合适手段，也是颈椎病康复治疗的新理念、新趋势。

　　在安排康复治疗时，应明确引起患者症状的主要因素是机械（力学）因素、化学（炎症）因素，还是器质（结构）因素。而力学因素中，需明确引起患者症状是以机械压迫为主，还是力学不良、节段不稳为主。

　　颈椎病早期炎症明显时，不宜采用力学疗法，以免加重炎症，应选用消除炎症为主的治疗,如药物治疗、物理因子治疗及中西医结合方法等。

炎症减轻后,如症状主要由机械压迫因素引起为主,宜用能减压的力学调整疗法,如颈椎牵引、颈椎减压治疗;如症状主要由颈椎排列不良所致,就应选用能调整脊椎排列的疗法,如手法复位、整脊手法等;如因肌肉机能下降所致脊椎不稳,则应使用以主动运动治疗为主的方法。

而在治疗过程中,处方(治疗方案)也不是一成不变的,必须根据病情变化和疗效监测及时适当地进行调整。

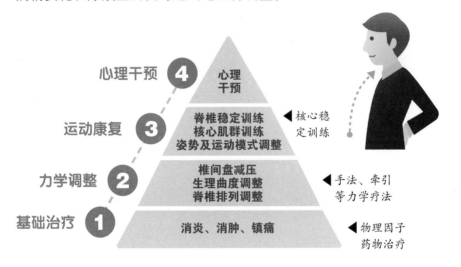

颈椎病治疗全景图

PART 3 ▶
手术：该出手时就出手

手术，**何时开启**

> 手术固然有风险，但该做终归还是要做。关键是选对时机，选对方式，选对医生。

　　哪里有压迫，哪里就要解放！哪里有不稳，哪里就需维稳！颈椎病手术，最关键目的就是减压及稳定，解除椎间盘、骨赘等对神经、血管、脊髓的压迫，并固定不稳的脊椎节段，这就是手术的本质所在。

　　那什么情况下需要手术呢？

　　严重的脊髓型颈椎病，一旦发生，绝大多数病情呈相对恶性发展趋势，其结果将导致严重的脊髓损伤，必须及时手术治疗。只有轻型患者，可在医生观察下先采取非手术治疗。

　　其他类型的颈椎病，在临床症状严重，经正规康复治疗无效时，可考虑手术治疗。

　　手术应在患者充分知情的情况下，和医生共同协商而定。

　　另外，须知颈椎周围有非常重要的脊髓、神经和血管，解剖结构相当复杂，而且这些组织的生理功能极为重要，在此处动刀，操作复杂，有一定风险。所以，手术应在具备资质的医院，由经验丰富的医生操作。

手术：
传统vs微创

传统颈椎手术：颈前路减压固定术、颈后路椎管扩大术。

微创手术：颈椎经皮切吸术、经皮激光椎间盘汽化减压术、射频热凝靶点消融术、椎间盘镜、人工椎间盘置换。

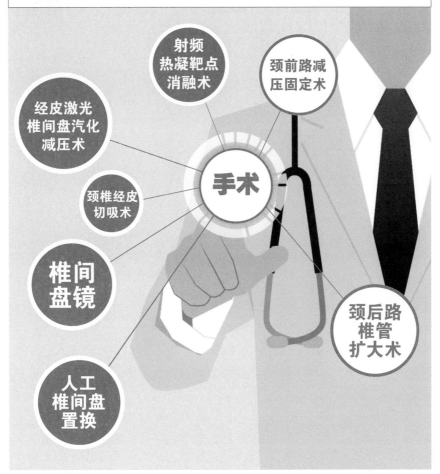

一枚细针，消融病变椎间盘

射频热凝靶点消融术，是我国近年兴起的一种崭新的椎间盘突出症治疗法。它不但微创、科学、安全、快速、有效，而且能有效保护脊柱功能，重复治疗也不增加操作难度。费用也相对较低。

该项技术主要是通过磁场发射出高频射频电流，继而在工作电极尖端产生变化磁场，使磁场覆盖的靶点组织内分子运动摩擦生热，热凝毁损靶点区域组织。

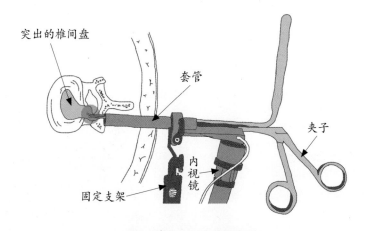

突出的椎间盘
套管
夹子
内视镜
固定支架

射频热凝靶点消融术

操作时，医生在 C 型臂 X 光机准确定位下，用一根直径只有 0.7 毫米的穿刺针，直接作用在病变髓核上，进行热凝消融，使其发生变性、凝固，体积缩小，从而解除压迫并修复髓核和纤维环。整个操作精确、严谨，历时不过 20 分钟左右，手术不会伤及任何正常组织，可谓非常安全有效。

精确温控的射频治疗，甚至可以做到既缓解疼痛又保留触觉。而精确逐步加热功能，还可在患者不适时及时中止治疗，避免不良事件的发生。

颈椎病，换个椎间盘

　　传统的颈椎病手术是一种融合手术。通俗地讲，融合手术是把有病变的上下两节颈椎融合，即"长死"在一起。显而易见，这相当于把颈椎固定死了，将影响到颈椎的灵活转动。而且邻近的颈椎仍然会随着时间的流逝，继续发生老化退变。难道以后要把所有的 7 块颈椎全部融合，让患者无法抬头低头，亦无法左顾右盼吗？

　　如何解决这个问题呢？现在通过放入人工颈椎间盘，这个问题便可以迎刃而解了。置入人工椎间盘，可以让患者的"脖子"自由活动，极大地提高了颈椎病患者术后的生活质量。

　　但以人工颈椎间盘为代表的非融合技术，需要非常慎重地开展。要经过严格的训练，其技术要求难度较高，有特定的适应证和技术要求。

　　45~60 岁是做人工颈椎间盘的最佳年龄段。这个手术要求骨头的质量较好，如果年纪太大，已经出现严重骨质疏松，手术就无法进行了。另外，如果颈椎病严重，出现大量骨质增生时，也不能做。所以，该手术对病人的选择非常严格。而且，人工颈椎间盘相当昂贵，每个高达四五万元，病人需要较强的经济能力才能承受。

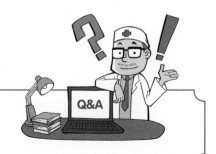

经典答疑

◆ 问：骨刺未消，颈椎病未愈？

答：诚然，颈椎病与骨刺存在一定的关系。但骨刺，并不能作为判断疗效的标志。骨刺是不可逆转的，但许多患者甚至一些医生，仍然为消除骨刺进行着"不懈"的努力。很多患者经过一段时间的保守治疗后，症状缓解甚至消失，但拍 X 光片复查时，骨刺仍旧存在，未见缩小。这使他们感到非常悲观，认为以前的治疗都付诸东流了。

殊不知，颈椎病的治疗并不是以消除骨刺为目的，而是要缓解或消除因骨刺、颈椎不稳定等导致的各种颈椎病的临床症状。评价颈椎病的疗效不能光靠影像学结果，更应结合临床。实际上，患者自觉症状消失，日常功能恢复，阳性体征转阴，更能真实地反映疗效。医生会综合各方面因素进行疗效评估和治疗方案调整。

此外，须知颈椎病容易变化和复发，阶段性好转后在日常生活中还应注意锻炼和维稳，以达到长期治愈的效果。

◆问：睡个枕头，便能治颈椎病？

答："颈椎病专用枕头，特殊的人体工学设计，采用高科技原料，能有效为颈椎减压，从而治愈颈椎病。"睡个枕头，颈椎病便能不药而愈，果真如此？

颈椎病与枕头的关系主要表现在：如果睡眠时枕头的高度与软硬不合适时，容易导致脊椎及相关肌群生物力学不良及慢性损伤，初期易出现落枕，持久可致颈椎病。

其所谓的"高科技"，通常只是针对人类的颈椎曲度，造出了各种硬度或高度的枕头，有的还加入了一些据说可产生磁场的特殊材料。另外还有的一些是中草药成分的药枕。但这类枕头，无论其宣传功效多么强大，大多只能起到促进血液循环、改善睡眠等保健作用。当然，设计合理的尚有调整生物力学的作用，可用于辅助治疗颈椎病，但也不可能完全靠睡个枕头，便能治好颈椎病。

要真正治愈颈椎病，还是应该去正规医院就诊，遵医嘱进行治疗，改良生活方式，配合主动训练才行。

◆问：手术致瘫风险高？

答：和药物相比，颈椎病手术直接切除压迫部位，或固定不稳节段，自然从根本上解决了问题。但是，提起手术，许多人往往闻之色变。因为颈椎涉及诸多重要的组织器官，如神经、血管、脊髓等，手术台上一旦发生意外，随时可能带来致命的手术后遗症——瘫痪。

风险不是没有，但只要对颈椎病做出了明确的诊断，术前做好完善细致的准备工作，对术中可能出现的各种情况做好充分的估计，再加上术者丰富的手术技能，多数患者术后可获得良好的疗效，且并发症很少。事实上，对经验丰富的脊柱外科医生而言，发生这种手术意外的概率不超过 0.1%。

所以，手术该出手时还是要出手，不要因噎废食延误了治疗时机。当然手术最好选择在正规大医院由经验丰富的医生操刀进行。

◆问：颈椎病缘何易复发？

答：颈椎病之所以易迁延、复发，主要与以下因素有关：

首先，颈椎退行性变和先天畸形等内因性因素是固有存在，无法逆转和消退的；其次，慢性劳损、急性损伤等外因性因素又不可避免；再次，颈、咽喉部炎症，以及平时工作压力大等诱发性因素又不时出现。三者共同作用之下，颈椎病便容易"春风吹又生"了。

此外，患者本身对颈椎病认识和重视程度不够。症状好转后未注意继续康复维稳，特别是不良生活方式（如睡势不当、躺着看书、长时间玩手机、爱穿高跟鞋、枕头高度不适、空调直吹、吸烟等）依旧未改，以及不能坚持进行一些预防性的主动运动锻炼，都可能促使颈椎病复发。

小结

　　1. 颈椎病治疗均应遵循：先康复治疗，无效而又符合手术指征时再考虑手术这一基本原则。

　　2. 90% 以上的颈椎病，通过康复治疗便可痊愈或缓解，关键是：早期诊断，治疗及时，措施得当，以及持之以恒。

　　3. 不同类型颈椎病，治疗手段也不同。

　　4. 颈椎基础治疗、颈椎生物力学调整、主动运动康复相结合，是颈椎病康复治疗的新理念、新趋势。

　　5. 手术，该出手时就出手，关键是：选对时机、选对方式、选对医生。

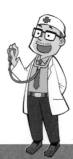

　　6. 颈椎病好转后日常生活还应注意锻炼和维稳，以达到长期治愈的效果。

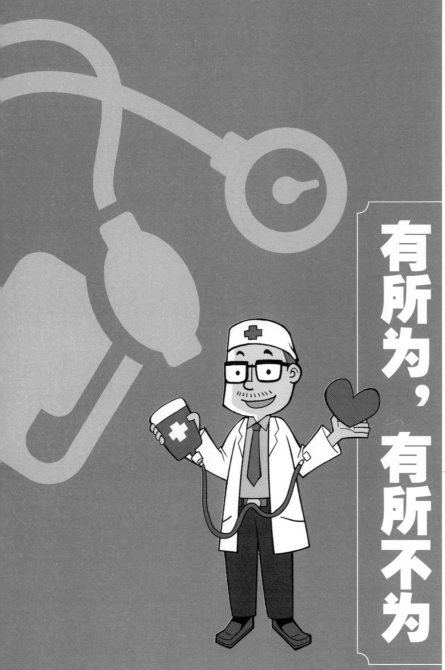

有所为，有所不为

生活行为篇

PART 1 ▶
习惯决定健康

古语云"站如松，坐如钟，行如风，卧如弓"。诚然，良好的行为习惯，是颈椎健康的第一步。

调整"五姿"：站姿

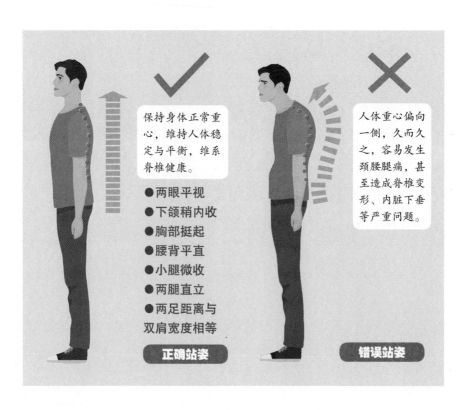

保持身体正常重心，维持人体稳定与平衡，维系脊椎健康。

● 两眼平视
● 下颌稍内收
● 胸部挺起
● 腰背平直
● 小腿微收
● 两腿直立
● 两足距离与双肩宽度相等

正确站姿

人体重心偏向一侧，久而久之，容易发生颈腰腿痛，甚至造成脊椎变形、内脏下垂等严重问题。

错误站姿

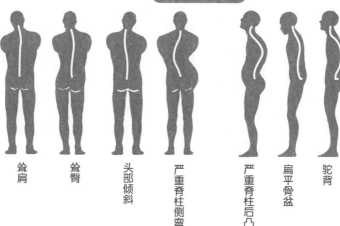

错误站姿后果

耸肩　　耸臀　　头部倾斜　　严重脊柱侧弯　　严重脊柱后凸　　扁平骨盆　　驼背　　军姿

【纠正训练】

1. 摩天式：

吸气，延展脊柱，双脚与肩同宽，呼气，双手十指交叉，缓慢向头顶延展，眼睛目视双手，保持 1 分钟。

作用：锻炼脊柱伸肌肌群，重建肩膀在髋关节及负重关节的位置。

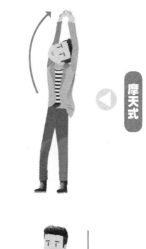

摩天式

2. 靠墙式：

双脚打开，与肩同宽，后脑、双肩、臀部、双腿及脚跟靠墙。

吸气，延展脊柱；呼气，收缩全身肌肉；再次吸气放松，重复动作，保持 2 分钟。

作用：促进所有负重关节的正常解剖位置排列。

靠墙式

调整"五姿"：
走姿

行走时，保持身体正常重心，有利于维持人体稳定与平衡，维系脊椎健康。

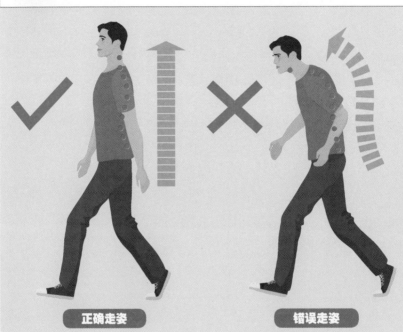

正确走姿　　　　错误走姿

- ●双目平视前方，头微昂，口微闭。
- ●颈正直，胸部自然前上挺，腰部挺直，收小腹，臀部略向后突。
- ●双臂自然下垂，双上臂自然摆动，摆幅30度左右，前摆时肘微屈。
- ●下肢举步有力，膝关节勿过于弯曲，大腿不宜抬得过高。
- ●步幅因人而异，一般平步为70厘米左右。
- ●行走时勿上下颤动和左右摇摆。

颈椎不适，切忌"猛回头"

有的人走在路上听人叫唤，猛回头张望，就突然昏厥，不省人事了——真所谓"要命的一回头"。究其原因，与其罹患颈椎病（椎动脉型）不无关系。

人的意识主要靠大脑皮质及脑干、前庭系统的正常功能维系。而脑干、前庭系统的供血几乎完全靠椎动脉。由于椎动脉与颈椎的位置极为密切，故血流易受颈椎活动的影响。颈椎骨刺压迫、椎间隙变窄，均可使椎动脉扭曲延长，血流缓慢。老年人更可能因动脉硬化，致血管管径变小。

在这些基础上，如果再发生颈椎急转，椎动脉突然受牵拉与刺激引起痉挛及狭窄，供应脑干的血流量将急剧减少，脑干前庭系统因缺血缺氧，就会引起眩晕及平衡失调，以致跌倒。

因此，颈椎病患者，特别是老年人，应谨记四项不宜：不宜猛回头；颈部运动幅度不宜过大；用力不宜过猛；不宜做旋转头颈的颈椎操。

调整"五姿"：跑姿

跑步是一项简单有效、老少皆宜的运动。然而，调查发现约 70% 人群因跑步姿势不正确令颈椎、腰椎意外受损。

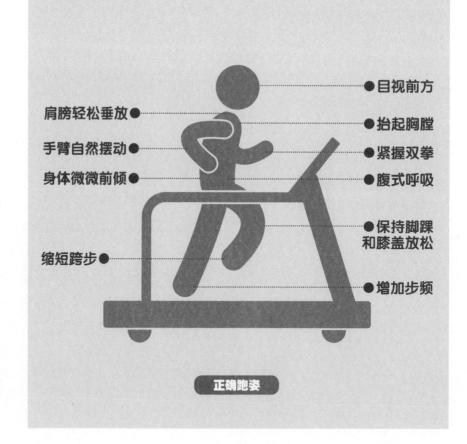

肩膀轻松垂放

手臂自然摆动

身体微微前倾

缩短跨步

目视前方

抬起胸膛

紧握双拳

腹式呼吸

保持脚踝
和膝盖放松

增加步频

正确跑姿

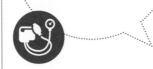

调整"五姿": 坐姿

现代人喜欢率性而为,坐姿也讲求舒适、随意:有人爱"葛优躺",有人习惯坐在椅凳的边缘,有人喜翘"二郎腿",有人总是倚靠着扶手坐……不承想,不知不觉中损伤了脊柱,颈椎也堪忧。

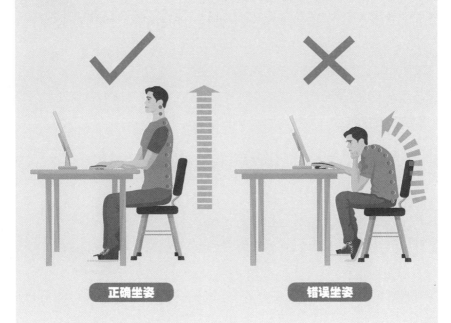

正确坐姿　　　　错误坐姿

- ●臀部充分接触椅面,腰背挺直,含胸收腹,颈部直立。
- ●两肩自然下垂,两腿平放。
- ●人体保持"三个直角",即膝盖处形成第一个直角,大腿和后背形成第二个直角,手肘形成第三个直角。
- ●双眼平视显示器中央,与显示器保持约60厘米的距离,显示器屏幕上所显示的第一排字最好位于视线下约3厘米的地方。

1.趴着睡

　　许多上班族都习惯中午趴在桌子上打个盹,殊不知,这样并不利于颈椎保持生理弧度,久而久之,可能导致颈椎出现问题。尤其是本身就有颈椎病者,趴着睡更可能加重旧患。

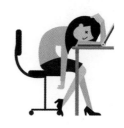

　　午休最好是躺着睡,如果条件实在不允许,可以在椅子上的后腰位垫个垫子,身体微微往后仰,简单休息一会儿即可。

2.跷二郎腿

　　不少人坐着时,会习惯性地跷起二郎腿。却不知,骨盆和髋关节可能因此而受压,容易引起酸疼。长期如此,还可能出现肌肉劳损,造成腰椎与胸椎压力分布不均,引起脊柱变形,诱发颈椎、腰椎问题。

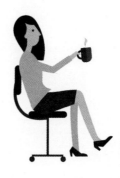

　　因此提醒,坐位时应保持正确坐姿,尽量不要跷二郎腿。如果一时改不了,每次跷腿别超过 10 分钟。

3.脖子夹电话

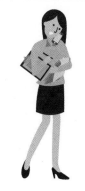

日常生活中,许多人业务繁忙,电话特别多,有时需要不停记录,有时需要查找文件、材料什么的,根本腾不出手来接电话,只好侧着脖子、夹着听筒讲电话。有人兴许还觉得这样挺潇洒的,从而便养成了用脖子夹电话的习惯。

殊不知,这种习惯十分不好,久而久之,很容易对颈椎造成损伤。

从生理结构来说,人类颈椎侧弯的角度不可能很大,要用一侧下巴和肩膀夹住电话,势必令一侧肌肉被动牵拉,另一侧肌肉则极力收缩,筋膜和韧带亦如是。

与此同时,颈椎几乎所有的小关节都处于极大活动范围。持续几分钟甚至几十分钟,无疑会加重肩颈负担,引起劳损。如此反复,长期劳损之下,颈椎病风险必然大增。

所以,接电话时最好手持电话,每隔几分钟两手交替,以免一侧肌肉过度紧绷、劳损。

时常动动

每隔一小时左右休息 5~10 分钟,可起来走动一下,做做办公室保健操,或局部按摩放松身体。

桌椅人性化

最好选择根据人体力学设计的桌椅。高低适中,有一定后倾角的靠背,有扶手者更佳。

办公室族群的正确坐姿

都说"办公室族离颈椎病只有1厘米的距离"，很多白领或多或少都患有颈椎问题，究其原因，与坐姿不当或长时间保持单一固定的姿势有关。

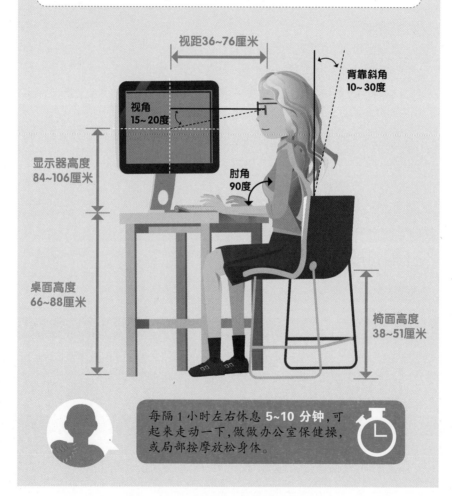

视距36~76厘米

背靠斜角
10~30度

视角
15~20度

显示器高度
84~106厘米

肘角
90度

桌面高度
66~88厘米

椅面高度
38~51厘米

每隔1小时左右休息 **5~10 分钟**，可起来走动一下，做做办公室保健操，或局部按摩放松身体。

驾驶人士的正确坐姿

驾驶时姿势、动作得当,不但有助于缓解驾驶疲劳,还能防止因急刹车、急转弯、颠簸等造成的颈椎损伤。

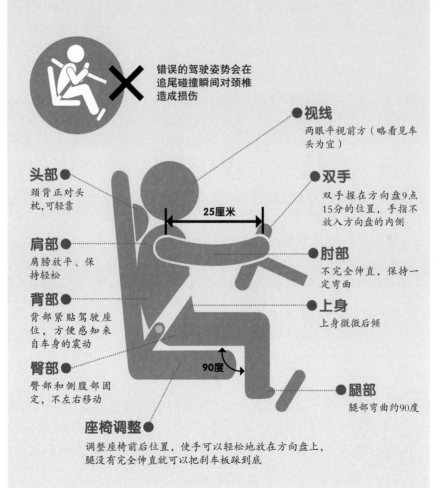

错误的驾驶姿势会在追尾碰撞瞬间对颈椎造成损伤

视线
两眼平视前方(略看见车头为宜)

头部
颈背正对头枕,可轻靠

25厘米

双手
双手握在方向盘9点15分的位置,手指不放入方向盘的内侧

肩部
肩膀放平、保持轻松

肘部
不完全伸直,保持一定弯曲

背部
背部紧贴驾驶座位,方便感知来自车身的震动

上身
上身微微后倾

臀部
臀部和侧腹部固定,不左右移动

90度

腿部
腿部弯曲约90度

座椅调整
调整座椅前后位置,使手可以轻松地放在方向盘上,腿没有完全伸直就可以把刹车板踩到底

戴个"U枕"坐长途

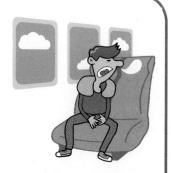

许多人喜欢坐车时打盹、睡觉，靠在椅背上、车窗边……这些做法可能损伤颈椎。

打盹睡时，人体颈部的肌肉是放松的，头部会因重力作用自然下垂，所形成的姿势全靠颈椎骨关节的支撑及肌腱的牵拉来维持。车辆颠簸或急刹车、急转弯时，人若清醒，肌肉处于紧张状态，能够马上反应；而人睡得迷糊、肌肉完全松弛的状态下，脖子与头部就会像鞭子一样甩来甩去，很容易造成颈椎损伤、错位、排列不良，严重的可能损伤脊髓和神经，甚至导致瘫痪。

所以，在车上睡觉，最好找个支撑物"架住"头部。"U枕"，具有一定的高度和柔软度，在车上睡觉时可将其套在脖子上。如此一来，头部就不再无依无靠地随着车的运行晃来晃去，而是稳稳地靠在枕头上。这样既保持了颈椎的自然弯度，也减轻对肌肉的牵拉，因而能更好地保护颈椎。

目前，很多"U枕"都做成充气式的，需要时把它吹鼓起来，闲时把气体放了，折叠起来收藏又不占地方，实在是长途之旅的必备之物。但如果本身就有严重的颈椎病，特别是脊髓型颈椎病的病人，坐车时最稳妥的还是戴上颈围。

此外，坐车时，无论是坐前座还是后座，都一定要系好安全带，扶好扶手。旅途过程中，应尽量避免睡觉，可不时转转头、抬抬手、伸伸腿，以缓解颈肩腰腿各处的疲劳。

看似舒服的"葛优躺"，让你的颈椎伤不起！

窝在沙发里或床上看电视、玩手机的确放松，可这对骨头来说却是煎熬。

半卧位时，腰椎缺乏足够支撑，原有弧度被迫发生改变，椎间盘所受压力增大，不利于腰椎和脊柱保持生理结构。久而久之，可能导致肌肉劳损、脊柱侧弯，甚至诱发颈椎病、腰椎间盘突出症。

体验过"葛优躺"的人，起初第一感觉就是——爽！舒服！因为"葛优躺"半边身体近乎仰躺于沙发，用不到腰部肌肉，同时脖子也靠在沙发上，脖子的肌肉处于"放假"状态。用不到肌肉，人就感觉放松了、舒服了。然而，这种姿势身体和沙发构成一个直角三角形，后背悬空，颈椎和腰部成了主要的受力点，必然对脊柱造成巨大的压力。"葛优躺"时间长了之后，不仅危害颈椎、胸椎、腰椎，容易导致脊椎畸形，而且心脏功能、呼吸功能都会受到影响。

所以，应该避免"窝沙发"，拒绝"葛优躺"。家里最好选择质地偏硬的沙发，坐上去不会一下子就陷进去，休息时腰后最好加个靠枕，让其支撑住后腰，以利于腰椎放松。

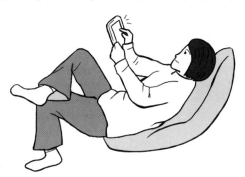

调整"五姿"：**睡姿**

人有近三分之一的时间是在床上度过的，睡具（床垫、枕头等）可谓人的终身伴侣。

床垫的健康之选

理想的床，软硬适中

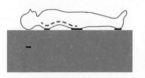
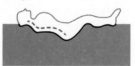
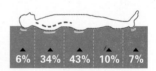

6% 34% 43% 10% 7%

过硬的床　　　　　　过软的床　　　　　软硬适中的床

床的软硬度vs脊椎生理曲度

有些人年纪轻轻就腰酸背痛或得了颈椎病，他们或许没想过，问题会出在自己的床上。

人在深睡眠时，肌肉、关节、韧带几乎完全放松。一张合适的床垫相当于一个缓冲器，能"释放"身体各处的压力，自然能减轻腰酸背痛之苦。

过硬的床垫不利于顺应颈椎的生理曲度，身体重量不能均匀承托于床面，"硬碰硬"之下，难免会产生一些不适症状。

而过于柔软的床垫，在人体体重压迫下易形成中间低、周围高的状态，同样会影响颈椎的正常生理曲度，造成颈部肌肉、韧带紧张痉挛,亦会导致颈椎病的发生。

因此,合理的床垫应该是软硬适中的。这样,对身体支撑力的分布比较均匀合理,既能起到充分的承托作用,又能保证合理的脊柱生理弯曲度。

小儿和青少年尤其不宜睡过软的床垫。因为在生长发育时期,长期睡过软的床垫可影响脊柱及四肢关节的发育,甚至有造成腰弯背驼的风险。对于骨质疏松症、腰椎间盘突出症患者,为避免加重病情,则建议睡硬板床。

透气性,也是考量的指标

透气性,是考量床垫质量好坏的另一个重要指标。

人在睡眠时新陈代谢产生的汗液、皮脂等会不断通过皮肤排出,如果床垫不透气,这些代谢废物不能及时散发,无疑对人体健康十分不利。另外,透气性好的床垫避免了热量攒积,在一定程度上也提高了睡眠质量。

而床垫的厚度则跟它的承托力没有必然的联系,尤其是弹簧床垫,若弹簧长度不变,底面垫料加厚,对承托力影响并不大。比较理想的床垫厚度是 12~18 厘米。

好床垫的"四项基本原则"

可见,床垫的选择亦讲究"因人而异",但最终都应符合以下四个基本原则:

能保持脊柱的生理弯曲;

能使身体得到充分的放松;

床垫材料无异味或发霉;

不会引起出汗过多或皮肤过敏。

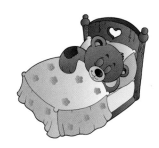

流行床垫的优与劣

棕榈床垫：

质地较硬，透气好。但易被虫蛀或发霉，且用长久了弹性下降，易使头颈体位抬高，故不适宜颈椎病及其他脊椎病患者。

木板床：

可强有力地承托人体，维持脊柱的平衡状态，有利于颈椎病的防治，且经济实惠。但质地太硬，不利于顺应生理曲度，舒适感差，透气性稍差。

席梦思床垫：

贴合脊柱的生理曲线，甚为舒适，透气性佳，利于颈椎病的防治。但硬度要够，不能过软。

乳胶床垫：

柔软度较好，吸水力强，但弹性和透气性差，易老化。

充气床垫：

易于收藏，携带方便，适用于居家、旅游，但透气性欠佳。

水床垫：

借助水的浮力和比热大的特性，有流动承托、冬暖夏凉等特点，但透气性欠佳。

磁性健康床垫：

含有软质磁棒及多极永久磁石，其发射的磁力线，可促进人体血液循环，缓解腰酸背痛，有一定的保健作用。

"头等大事",选好枕

好枕头的"四标准"

◆枕高:一竖拳高

俗话说"高枕无忧",其实不然。

枕头过高会使头部处于强迫屈曲位,使颈后部软组织长期处于牵伸状态而造成软组织慢性劳损、松弛,影响颈椎的稳定性。同时,增加椎动脉进入颅腔的曲折度,可能引起脑供血不足,均会诱发或加重颈椎病。

而另一方面,枕头过低或不用枕头,同样不利于健康。

枕头过低或不用枕头,头颈势必过度后仰,前凸曲度加大,椎体前方的肌肉和韧带过度紧张,时间长了就会疲劳,继而引起慢性损伤,加速退行性病变。另外,也容易引起口干舌燥、咽痛、鼻黏膜充血、打呼噜等症状。

因此,不论是颈椎病患者,还是健康人,枕头都必须顺应自身生物力学的特点,选择合理的高度。

仰卧时:与自己拳头竖起时等高。

侧卧时:与自己肩宽相约。

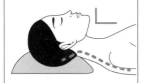

枕头高度适中

枕头必须顺应自身生物力学的特点,选择合理的高度。

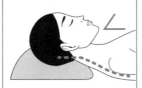

枕头过高

枕头过高会使头部处于强迫屈曲位,可能导致脊椎变形。

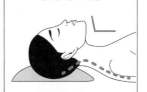

枕头过低

枕头过低头颈过度后仰,前凸曲度加大,加速退行性病变。

◆枕大小：长稍大于肩宽，宽大于 30 厘米

建议成年人的枕头长度在 40~60 厘米之间（超过使用者肩宽 15 厘米左右），宽度不小于 30 厘米，以确保睡眠时能始终支撑颈椎。

◆枕芯：硬度适中，透气性好

枕芯要求有一定的硬度和透气性。

荞麦皮、稻谷壳、决明子、黄豆、蚕沙等做枕芯都是很好的。相比之下，真空棉、棉花、普通海绵等材料做枕芯，就存在透气性和弹性较差的问题。

给儿童做的枕头应柔软、轻便、透气、吸湿性好，枕芯不宜采用过软的材料。因为儿童俯卧姿势多，且不容易自我调整，太软的枕头甚至会有安全问题。

自然环保的填充物备受青睐，而科技含量高的慢回弹记忆棉、PU 定型海绵、中空纤维乳胶等，在回弹性、保暖性、蓬松度及使用寿命等方面，毫不逊于自然环保填充物。

至于市场上各种玉石枕、寒水石枕、按摩石枕，则并非人人适用，如体质虚弱、胃寒气虚的人使用会导致病情加重，病期延长。此外，脑梗死病人、产妇、经期妇女等也要避免使用。

枕芯材质	弹性	保暖性	透气性	优点	不足
乳胶	优	一般	优	抗菌、纯天然	价格昂贵
海绵	优	一般	优	舒服	易老化
木棉	差	差	优		
荞麦	差	差	优	价格合适	易滋生细菌
干菊花	差	差	良		

◆枕头放置：忌悬空

枕"头"确切来说应该是枕"颈"。正确的做法是：枕头应置于枕下至颈部的凹处，尤其应充分填塞颈后的空隙（仰卧时）或面部至肩部间的空隙（侧卧时）。不能垫到肩膀，更不能只垫到后脑一半之处。另外，膝下最好安置一个小枕头（详见第 101 页）。

颈椎病患者，枕头这样选

对颈椎病患者而言，在治疗过程中，应根据病情随时对枕头进行调整。

如在短时间内，需较大力量牵引时，可选择长柱形枕；若病情很轻微，需长时间轻微牵引力时，可选择哑铃形枕头；以运动障碍为主，即对脊髓前方形成压迫者，枕头可略低些；以四肢麻痛等感觉障碍为主，即对脊髓后方形成压迫者，枕头可略高；若为发育性颈椎管狭窄伴有椎体后缘骨赘形成者，则枕头不宜过高或过低，以生理位为好。

也可用一些芳香开窍、活血理气、舒筋活络、疏风通痹的中草药制作药枕。通过与头颈部皮肤长期接触，有效成分经皮肤吸收，直透筋骨，起加速血液循环，缓解肌肉疲劳、痉挛。例如：

荷叶 100 克，薄荷 100 克，石菖蒲 100 克，白芷 100 克，厚朴 100 克，桂枝 100 克，川芎 100 克，独活 100 克。

病情加重时，加僵蚕 100 克，羌活 100 克。

颈项酸困不适，加苍术 100 克，秦艽 100 克。

颈肩挛痛，加白芍 100 克，姜黄 100 克。

肢麻较甚，加全蝎 60 克，地龙 100 克。

上肢活动受限，加桃仁 100 克，桑枝 100 克。

骨质增生，加威灵仙 100 克，穿山甲 100 克。

药枕疗法固然是颈椎病的一种预防保健法，但对药枕的使用不能千篇一律。药枕需要长期应用才有效，但一般中草药三个月就基本失效,需及时更换。

不过,这些填充了中药材的药枕,并不能代替疾病的主要治疗,因为填充药材通过皮肤吸收的量非常有限,且药材优劣也无从考证。

另外,即使是合适的药枕,在特殊时期也应注意。譬如女性月经期、孕期等,最好不要使用,尤其不能用活血枕等;而感冒时也不适合使用水枕头,免得保健不成,反而枕出麻烦。

小 知 识

保健枕广告的谎言

近年,随着人们保健意识的增强,市场上出现了各式各样的保健枕,形形色色的功能化保健枕走入了千家万户。每个卖价少则数十元,多则数百元,甚至过千元。

然而,保健枕是否真的如宣传所说,具有"神奇"功效吗?

目前,市场上的保健枕所添加的主要保健材料有:决明子、薰衣草、茉莉花、菊花、茶叶等,有的还加了磁石。

从医学角度来讲,薰衣草、菊花、决明子、玫瑰花都具有药用功能,但它们的主要功效成分都不是挥发性的。所以,枕头里包装这些药材能否起到保健功效令人存疑。

在选择保健枕时,需多留意其广告宣传,看有无言过其实。不要盲目相信一些保健枕的"神奇"功效而放弃专业治疗,由此耽误病情,错过最佳的治疗时机。

保健枕的保健效果到底有多显著,必须经过多次临床验证,并获得权威部门的认可和认定。消费者在购买保健枕时,应看清保健枕包装上的药品批准文号,到国家食品药品监督管理局网站上查询,谨防被虚假广告所蒙骗。

最佳睡姿

一般情况下，人的睡姿以仰卧和侧卧为主。

仰卧时，身体和两腿呈伸展姿势，脊柱肌肉难以完全放松；侧卧时双腿微曲，脊柱略呈弓形，全身肌肉能达到最大的放松，故古人提倡"卧如弓"是很有道理的。

侧卧睡姿一般以右侧卧位为最佳，此时心脏和胃肠在上，不但利于排血，减轻心脏负担，还利于食物在胃肠内顺利运行。

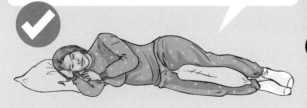

侧睡：枕头高度适中，双腿间垫枕头，缓解脊椎压力。

确实需要仰卧的，可在膝关节后方垫上枕头或软垫，使髋关节和膝关节微屈曲，以减轻腰部前屈程度，使腰背肌肉、韧带和筋膜得到充分的放松。

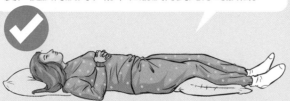

仰睡：枕头高度适中，膝下垫枕头，减轻腰部压力。

 切忌趴着睡

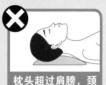

侧睡时，头颈与躯干应基本处于同一水平。枕头应充分填塞面部至肩部间的空隙。

头颈与躯干不在同一水平。

枕头只睡一半，颈椎悬空，不宜。

枕头超过肩膀，颈椎受压迫，不宜。

聚焦"四族群"

女性 颈椎病，缘何"重女轻男"

日常门诊中，颈椎病患者往往女性居多，这与女性生理及生活方式等诸多因素不无关系。

都是激素惹的祸

女性出现颈椎病，最常见于两个年龄段：一是生完孩子后；二是更年期，都与阶段性的激素水平变化有关。

前者因怀孕后孕激素水平急剧上升，导致颈部肌肉松弛，兼之产后常要低头哺乳、照看孩子，加上休息不好等，就容易诱发颈椎问题。

而当女性处于更年期时，由于体内雌激素分泌下降，身体各项机能大幅下降。骨质疏松、肌力下降、肌肉酸痛，时常可见。不少女性因为颈椎错位压迫到神经导致失眠，失眠进而加重肌肉酸痛不适，肌肉酸痛又导致脊椎支持失稳，更容易引发错位，形成恶性循环。

搞卫生太"勤快"易中招

另外一个值得关注的现象：每年春节前后，门诊女性颈椎病患者明显增多。

细问之下，原来这些女性大多在家里大搞卫生，家务活干多了。还有些人性格比较急，一搞卫生就非得彻底搞好不可，一干五六个小时,不搞干净不罢休。可是,一番苦干之后就发现:糟糕!脖子僵硬、手臂麻痹、头晕头痛。

因此,建议勤快的主妇们,特别是患有颈椎病的,搞卫生分时段,慢慢来,不要太拼命,小心颈椎病发作。

爱美,也有错?

女性更易落入颈椎病的陷阱,爱美也是一大原因。

◆ 高跟鞋之罪

穿上高跟鞋,无疑令女性更显高挑、挺拔,更显曲线玲珑。然而,美也是要付出代价的。穿上高跟鞋后,整个人的重心相对提高,脊椎不得不向前倾以作调整,颈椎的肌肉也变得紧张起来。长期穿着,难免会加重颈椎负荷,导致颈椎病发。

因此,为了健康,高跟鞋并不适宜经常穿。尤其对于有颈腰椎病患者,鞋跟高度最好选3厘米以下的,穿后也要适当做一些松解的运动。

◆ 胸罩变"凶罩"

各种性感、漂亮的胸罩,历来是女性的至爱,谁承想,它会是个不折不扣的颈椎病"杀手"。

窄带式或尺寸偏小的胸罩,就像给人体加了一道紧箍圈,时间长了会导致血液循环障碍,久而久之还会压迫颈部肌肉、血管和神经,从而诱发颈椎病。产生上肢麻木、颈部酸痛,甚至头晕、恶心等症状。

所以,选购胸罩时,一定要注意大小适中。穿戴过程要经常活动上肢,在肩部的位置移动吊带。睡觉时摘下。居家或不迎客时,尽量少用。

同理,男生系领带时,也要注意不要系得太紧,以免影响血供,同样可能引发颈椎病。

◆背挎包，积劳成疾

时髦、漂亮的挎包是现代女性的必备单品，但使用不当，也可能累及颈椎。

长时间使用单肩挎包，肩背部肌肉经常处于收缩状态，时间一长，就会引起肩背部肌肉痉挛、劳损。久而久之，可能演变为肩背部肌筋膜炎、肩周炎、颈椎病，甚至导致脊柱力学改变，形成高低肩乃至驼背等。

所以，最好是双肩轮换挎包，或交替使用拎包、双肩背包、单肩长带挎包等。并适当为挎包内容物减负。

◆长发飘飘，藏隐患

长发飘飘，工作、学习时头发却可能会滑下来挡住视线，于是有的人喜欢用手轻拨，或者干脆往后一甩，久而久之便形成了习惯。

甩发，是反复、长期、单侧的颈椎运动，容易使颈部劳损而引起病症。所以，建议长发女性最好不要经常性地做甩头发的动作，必要时不妨将头发扎起来。

还有的人为了保护头发，觉得用吹风机会伤发，于是洗完头后总是让长发"自然干"，或者认为睡前洗头发睡一觉就干了。殊不知，颈椎病的发病原因中，寒冷、风寒、湿气是常见因素，湿发就寝会使颈项长期处于潮湿中，容易引发颈椎问题。所以，尽量不要在睡前洗头发，或洗完头发后吹干再睡觉，尤其是长发飘飘者。

◆衣着清凉，空调直吹

每年一到夏天，满大街又都是清凉的打扮，姑娘们不光下装穿得短，上身也穿得露，背心、吊带、一字肩比比皆是。这样还不够，对抗高温还要靠降温神器——空调。办公室、家里全天候开着空调，连睡觉时也要开着才睡得香。

如此空调直吹，又没注意保暖，自然容易诱发颈椎病。所以，夏天虽热，但如果长时间待在空调房里，还是应尽量少穿低领、露肩的上衣，或者在脖子上搭上披肩，穿件薄外套，避免直吹受凉。

睡前洗澡时可用热水反复淋一下颈部、肩胛等部位。睡觉时,盖好被子,特别注意遮好脖子。

◆ **不爱"晒"**

不少女孩秉承"防晒是最重要的护肤举措",长期将自己保护得严严实实,完全不给太阳晒的机会。但其实每天晒 20 分钟左右太阳,尤其是晒晒后颈部,对预防颈椎病是大有裨益的。

◆ **不运动**

另外,很多女性运动较少,本来游泳、打羽毛球对颈椎病防治大有好处,但她们可能因为工作繁忙、家务活多,无暇顾及运动,这也是颈椎病青睐女性的一个重要原因。

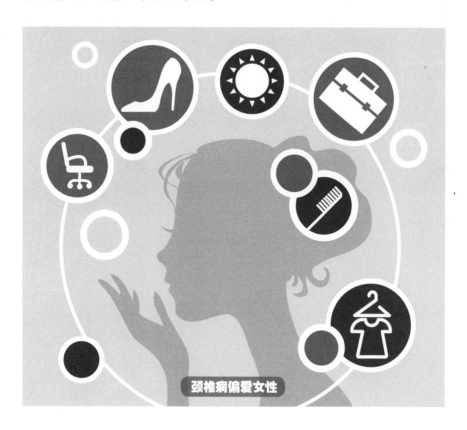

颈椎病偏爱女性

困扰中老年人的颈椎病，相当一部分归咎于孩提时代的颈椎损伤。而颈椎病日趋年轻化甚至低幼化，也给人们敲响了警钟：应从小呵护颈椎，消除种种"天敌"，将颈椎病遏止在婴幼儿期。

3岁之前

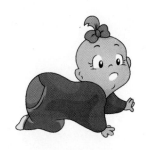

2岁的巍巍老嚷头晕、脖子痛，而且症状越来越严重，脖子发硬不说，晃动脖子还会发出"嘎巴、嘎巴"的响声。到医院一检查，发现他小小年纪竟患了颈椎病。追问病史，却与产伤有关。原来，巍巍妈当年在一家乡镇医院分娩，分娩期间曾动用过产钳。巍巍出生后颈部皮下有一个小肿块，医生说是血肿，过段时间就没事了，父母因而没有在意，谁知……

点评：颈椎第一个"天敌"是产伤，在0~3岁小儿颈椎"天敌"的黑名单上高居首位。原因在于，胎儿的颈椎关节在出生时多处于半脱位状态，加上多数胎儿以头部率先娩出，余下的最大关卡就是肩部，此时助产医生常常前屈、后伸和左右扭动胎儿头颈，以帮助胎儿双肩及时娩出。在这期间，如果助产不慎，很容易造成胎儿颈部肌肉、韧带、椎间盘损伤，甚至颈椎脱位——巍巍的病根就是这样落下的。

第二个"天敌"当推"父母、家人或保姆养护失当"，比如抱姿不当等。原来，婴儿头部较大，其重量所占体重的比例较大，加上出生后半年内颈部肌肉韧带发育不全，难以支撑头颈部的重量。因此，大人抱婴儿时如有不慎，即可能造成其头颈过伸过屈，从而增加颈椎损伤的概率。再如，不少家庭都购置了婴儿车，年轻父母将宝宝放在婴儿车内逛街,宝宝低头睡着了,还一直往前推着婴儿车,无疑又给宝宝的颈椎损伤"创造"了机会。

第三个"天敌"则要算外伤了,如宝宝会爬、会走时,不慎从床上掉下而损伤颈椎等。更为糟糕的是,宝宝掉下床时如果头部着地,多数父母甚至医生都只会想到并注重应对脑外伤,却疏忽了颈椎的损伤。殊不知,颈椎外伤的情况远比脑外伤要多。道理很简单,脑部有坚硬的颅骨保护,而颈椎却没有,因而婴儿常在头着地时受到间接暴力的冲击,形成压缩伤。

◆ **防范对策**

1. 医学界已经公认,产伤是引发颈椎病的最初病因。如发现可疑损伤,应积极采取补救治疗措施。比如,对寰枢关节脱位、半脱位的婴儿,不要过早将其抱起,应适当延长卧床时间,一般需要平躺3~4个月,甚至7~8个月。

2. 抱孩子要得法。大人可用一只手托住宝宝颈部,避免其头颈过伸或过屈。

3. 宝宝在婴儿车里睡着了,应及时将其置于平卧位。

4. 宝宝床边要有足够高的防护栏。假如孩子掉下床,既要检查他是否有脑外伤,还要留意有无颈椎损伤。例如,肢体有无软弱无力或活动受限、呼吸有无困难等。

3~6岁

退休工人王师傅去医院作脊椎检查,拍片显示颈韧带骨化、椎间盘陈旧性突出。后经多方排查并追踪病史,发现可能是他4岁时练习翻滚动作时留下的旧伤所致……

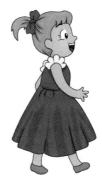

点评：3~6 岁的孩子比起 3 岁以前的婴幼儿，运动能力已大大提高，活动范围与方式进一步扩展，颈椎的"天敌"也起了新的变化。

这里首推"不当游戏"。以男孩子喜欢的"顶牛"游戏为例，其玩法是两个孩子弯腰，顶着对方的头，并互相用力，这样的游戏其实是很容易使颈椎"两败俱伤"的。此外，头倒立、翻跟头、骑骆驼、骑兵战等，都有可能伤及孩子稚嫩的颈椎。

其次是错误运动，如仰卧起坐、垫上运动等。先说仰卧起坐，孩子用双手抱头，反复做抬头、躺下的动作，可是，两手抱头时，双手的力量移到颈椎上，若不注意安全，很容易招致损伤。学龄前的孩子不太懂得保护自己，颈椎乃至整个脊柱受伤的概率无疑会大大增加。至于垫上运动（包括前滚翻、后滚翻等）造成的颈椎损伤更是屡见不鲜，王师傅的经历可谓"前车之鉴"。

再次是疾病作祟，如感冒、扁桃腺炎等。从解剖上看，颈椎与咽部仅一"壁"之隔，故咽部一旦出事，往往会殃及颈椎。比如小儿感冒，其咽部炎症即可能波及颈椎的寰枢关节，导致椎骨充血、韧带和关节囊松弛，本来稳定性就较差的寰枢关节，稳定性更趋低下。这时候，如果孩子做颈部伸屈扭转动作，或头部处于一侧过度旋转位，则可能损伤颈椎，甚至引起颈椎脱位。

◆ **防范对策**

1. 防止孩子做易损伤颈椎的游戏（详见前述）。

2. 教孩子做改良的仰卧起坐：将双手放在胸前，不抱头，完全凭借腹肌等肌肉力量进行仰卧起坐锻炼。

3. 积极防治感冒等疾病。若发现患感冒的孩子出现颈部运动障碍或举头无力，应立即就医。

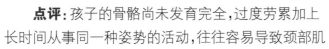

6岁以后

一年级的玲玲,一边学习文化课,一边练习小提琴,父母规定她每天练琴不得少于一小时。谁想,半年后,玲玲出状况了,经常喊困,还头晕。到医院拍片检查,发现她的颈椎出了问题。

点评: 孩子的骨骼尚未发育完全,过度劳累加上长时间从事同一种姿势的活动,往往容易导致颈部肌肉劳损。比如玲玲长期练琴,致使左颈部肌肉处于收缩状态,右颈部肌肉处于牵拉状态,违背了肌肉有张有弛的生理节奏,容易引发颈部肌肉劳损,继而株连颈椎及其周围软组织,引起颈椎动脉供血不足,出现头晕。同样道理,长时间进行书法、绘画、乐器等练习,也可能造成颈部损伤,埋下颈椎病的祸根。可见,过度劳累堪称学龄期儿童颈椎的"天敌"之一。

另外,孩子正式入学了,多种与学校生活相关的因素,比如,学习姿势不正确,上课听讲或写作业时,头部过低、歪头、颈部过分前伸和前弯,或书包过于沉重,肩背负荷过重等,都可能危及颈椎健康。

◆防范对策

1. 父母要提醒孩子,当颈部保持某个姿势一段时间后,应适当活动一下。

2. 为孩子的书包减负。书包只放当天要用的书本;最重的书本放在书包的最外层,书本要放整齐,防止背部受力不均;书包最好双肩背,并随着身高调整肩带长度。不要让孩子背负超过体重 15% 以上的物件。

3. 桌椅高度合适,坐姿正确。

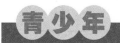 颈椎病，向家长亮出的"黄牌"

年纪轻轻就得颈椎病，除了先天疾病、急性损伤等极个别病案，有两个因素不得不引起警觉：

首先，当前社会处于一个知识爆炸的时代。青少年所需学习的知识和技能比过去更多更深，人才竞争也十分剧烈。部分家长"望子成龙""望女成凤"，往往为子女安排了超负荷的第二课堂学习，如外语、音乐、美术、棋类等一大堆。孩子们任重而道远，每日加倍伏案读写，颈椎离开原来的"休息位"，处于长期向前屈曲位置，椎间盘和椎体各部分难免受力不均，椎间韧带长时间受牵引，为病变种下祸根。

其次，很多家长和青少年缺乏必要的健康卫生知识。有的孩子学习用桌椅都很高级、豪华，但两者高度不匹配；有的孩子学习时不时出现缩颈、耸肩现象；有的还养成了"斜读""斜写"的坏习惯等。长此以往，造成颈肌劳损、颈椎错位，也不足为奇了。

须知，青少年的颈椎病多源于平时的不良习惯，而习惯可能延续终生。为杜绝颈椎病的萌芽，家长理应从小培养孩子良好的习惯，对其示范正确的坐立行走睡姿势，鼓励孩子劳逸结合等。

低头族 频繁低头，颈椎伤不起

时下，爱玩手机、iPad 等电子产品的"低头族"随处可见。他们可能全然不知，频繁低头间，颈椎其实早已不堪重负。

研究发现，低头会令颈椎承受的压力激增。并且，颈部的弯曲度越大，颈椎的承重也越大。在低头 45 度时，颈椎就得担当起 22 千克的"大任"；而当头低至 60 度时，颈椎更要承受 27 千克的"重任"。这可不是个小数目，它甚至超过了一个 7 岁小孩的体重！

颈椎长期这般受压，势必造成肌肉拉伤和背部疼痛。久而久之，颈椎病便找上"低头族"了。

奉劝"低头族"们一定要注意劳逸结合,不要长时间盯看屏幕,每隔二三十分钟便休息一会。可以闭眼或向远处眺望,做一下眼保健操,并活动一下肩颈、手指。

同理,一些需要低头的活动,比如,打牌、打麻将、打毛衣、包饺子、绣十字绣等,也要尽量避免长时间持续进行。

除此之外,防止外伤,积极防治咽喉部急慢性感染,有病早治;生活规律,精神愉快,也很重要。

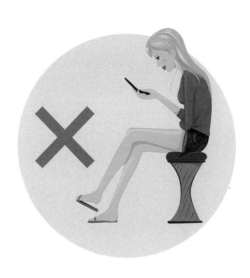

PART 2 ▶
健康在于运动

生命在于运动。运用正确的方法,随时随地动起来就对了。

颈椎的运动保健法俯拾皆是,择其一二,并坚持之,久而久之,效果便会显现。下面介绍几个方法,以供参考。

颈椎操，**就是这么简单**

想要远离颈椎病困扰,每天坚持 10 分钟颈椎操,就是这么简单!

双掌擦颈	左顾右盼
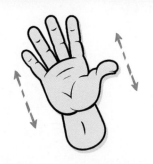	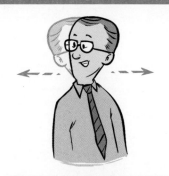
❶ 用左掌来回摩擦颈部,口中默念8下后,开始捏后颈。然后换右手。	❷ 头向**左转90度**,停留3秒;再向**右转90度**,停留3秒。做两个8拍。

前后点头

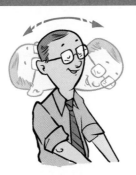

❸ 头颈慢慢尽量**向前伸**，停留3秒；再**向后仰**，停留3秒。做两个8拍。

旋肩舒颈

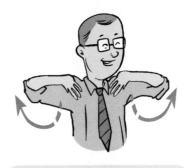

❹ 双手置两侧肩部，掌心向下，两臂先**由后向前旋转**20~30次，再**由前向后旋转**20~30次。

颈项争力

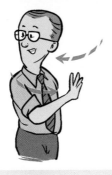

❺ 左手放在背后，右手手臂放在胸前，手掌**向左平行推出**，头部**向右看**，保持几秒再换手。

摇头晃脑

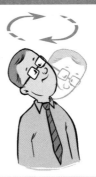

❻ 左右，前后，**360度缓慢旋转**5次，再反方向旋转5次。

头手相抗

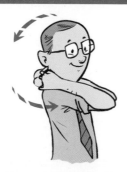

❼ 双手交叉紧贴颈后，**用力顶头颈**，头颈向后用力，互相抵抗5次。

仰头望掌

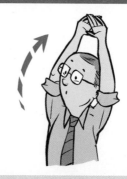

❽ 手上举过头，**手指交叉，掌心向上**。将**头仰起看向手背**。保持5秒。

放眼观景

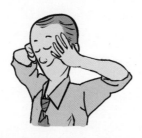

❾ 眼球顺时针、逆时针转动。**闭上眼睛**，手掌搓热，附在眼皮上片刻。**睁开眼睛望向远方**。

按摩合谷

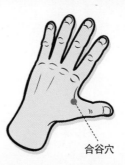

合谷穴

❿ 合谷穴在**大拇指和食指中间的虎口处**，把拇指和食指分开，用大拇指**经常按摩**该处。

注意： 动作宜缓慢而渐进，锻炼过程和锻炼后不适或症状加重应停止。颈椎病急性发作期或症状较重者，应在专业人士指导下训练。

小小弹力带，**巧除颈肩痛**

用一根小小的弹力带，就可以达到锻炼颈肩的目的。

弹力带，体积轻巧、携带方便、使用简单，且具有良好的伸缩性，随运动幅度的增加，其阻力亦会递增，可使训练效能更高。如果同时在运动末端给予一定振动，还可强化核心肌群训练。

一条小小的带子，即可随时随地帮你进行力量、柔韧、拉伸、弹跳等全身运动，最重要的是对场地没什么限制，正好满足现代人日常生活节奏紧张、运动时间有限的需求。有条件的可购买专门的训练弹力带，或简单以抽血用的橡皮绳替代。

以下是弹力带操的要领——

两个固定法

抓握固定法

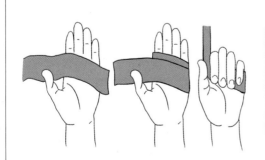

❶ 将弹力带平放于手掌中，末端大致位于小拇指处，将弹力带在手背与手掌间缠绕一圈（如需要，可多缠绕几圈），紧紧握住弹力带。

手掌缠绕固定法

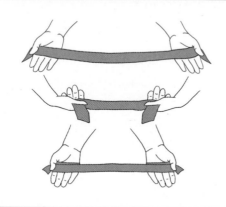

❷　手掌向上，弹力带末端位于大拇指与食指之间。手掌内翻，使弹力带绕于手背（如需要可多缠绕几圈）牢固抓握。

六个基本动作

等长颈部伸展训练

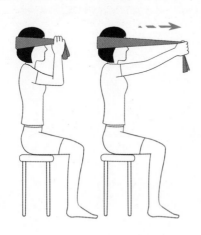

❶

● 将头后部置于弹力带中间。

● 肘部弯曲，紧握弹力带两端位于头部后方。

● 保持颈部处于中立位不变，下巴略微内收。

● 保持头颈部不动，颈部不发生弯曲。

● 伸展肘部、向前拉伸弹力带。

● 缓慢返回，并重复上述动作。

等长颈部侧屈训练

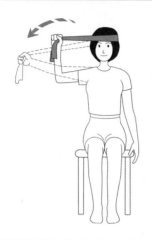

2

- 将头置于弹力带中间。
- 肘部弯曲,紧握弹力带两端位于头部一侧,保持颈部处于中立位不变,下巴略微内收。
- 将肘部向外伸展,向外拉伸弹力带。
- 保持头颈部不动,颈部不发生弯曲。
- 肘部缓慢返回,并用另侧手重复伸展动作。

等长颈部旋转训练

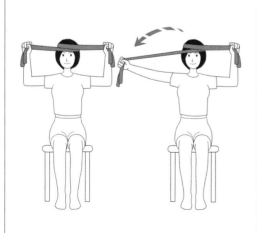

3

- 将弹力带置于头后部,并使弹力带在头部前方交叉。
- 抓紧弹力带,在大约与眼睛同高处,颈部保持中立位,下巴略微内收。
- 向外伸展一侧手臂,向远离头部的方向拉伸弹力带。
- 缓慢返回初始位置,并重复伸展另侧手。

耸肩

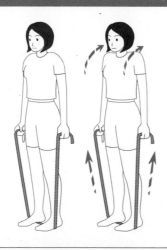

4

● 站立，手臂位于身体两侧。

● 站立在弹力带之上，双手分别握住弹力带两端。

● 向上耸肩，之后肩部向后方耸动。

● 缓慢回到初始位置。

肩胛面后缩

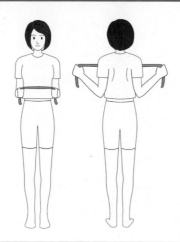

5

● 手臂置于体侧，肘部弯曲 90 度，双手各持弹力带一端。

● 通过向外轻微错动手臂，后缩肩胛骨，并保持肘部紧贴身体。

● 缓慢返回初始位置。

坐姿划船

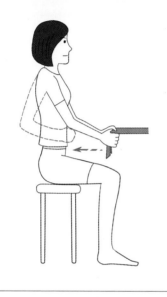

6

● 将弹力带固定于与腰同高物体之上。

● 抓紧弹力带。

● 端坐于无靠背椅子之上,保持体姿正确。

● 保持肘部靠近体侧,同时保持弯曲。

● 手臂向后运动,缩紧肩胛骨。

● 缓慢返回初始位置,重复上述动作。

"米"字操，**未必适合你**

　　"米"字操易于记忆和操作,对于无明显颈椎病症状(如头晕、脚踩棉花感等)者,可将其列入颈椎日常保健序列。具体方法如下:

　　1. 单一动作:先做单一方向的运动,每次均回到起始点。过程中或运动后无不适,再进行复合型动作。

　　2. 复合型动作:可做一个象限,最多不超过两个象限,动作宜缓慢,幅度尽量大。

　　但需要提醒注意的是,"米"字操中屈伸、侧屈和旋转等动作,可能使某些类型的颈椎病症状加重。因此,颈椎病患者训练,最好在专业人士评估指导下进行。

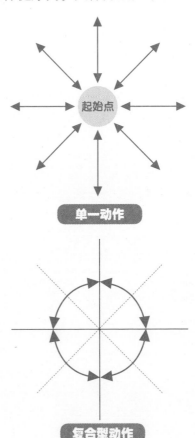

起始点

单一动作

复合型动作

体育运动的**宜与禁**

颈椎病，在游泳中缓解

人在游泳时，通常会利用水的浮力俯卧或仰卧于水中，使全身特别是颈椎腰椎松弛而舒展，身体得到全面、匀称、协调的发展，从而使肌肉线条流畅。在水中运动，减少了地面运动时对颈椎的冲击性，降低了椎体的劳损度，使椎间小关节不易变形。

此外，水的阻力可增加人的运动强度。但这种强度，又有别于陆地上的器械训练，是很柔和的，训练的强度很容易控制在有氧阈之内，能够很好地维持人体正常的颈椎生理曲度。

事实上，很多游泳爱好者曾患脊柱疾病，通过游泳锻炼，不知不觉地痊愈了。

风筝 "放掉" 颈椎病

要使风筝放上天,必须牵着它来回奔走和跑动。风筝放飞后,必须挺胸抬头,左顾右盼。又要手脚并用,通过线绳控制和调整风筝的走向和高度。可以说,放个风筝,就是一场全身肌肉关节的总动员。而在不知不觉间,颈椎问题也得到了缓解。

并且,能够放风筝的地方必然空旷辽阔,或草地,或田野,丽日蓝天白云,绿树鲜花飞鸟,置身其中享受着日光浴,必然身心舒畅。

如此一举多得的颈椎病防治法,自然值得推介。

打羽毛球,巧治颈椎病

羽毛球是一项全身性运动,需要在场地上不停地移步、跳跃、转体、挥拍,头部随球方位不时转向移动,不仅对颈椎起到了舒筋活血的功效,亦锻炼了全身的肌肉、关节和韧带,不知不觉间便治好了颈椎病。

很多人的经验表明,经过一段时间的羽毛球锻炼,之前的手麻、眩晕等症状都慢慢得到缓解甚至消失。

不过,需要注意的是,羽毛球运动量较大,锻炼前热身运动一定要到位,以免出现不必要的运动损伤,反而得不偿失。而颈椎病发作时,症状较严重的,也尽量先不要打羽毛球。

其他有益的运动: 快步走、倒行、"爬" 墙、伸懒腰、瑜伽、打太极、八段锦、五禽戏、骑自行车……

颈椎有恙，别"跑马"

　　时下，"马拉松热"方兴未艾。或为强身健体，或为挑战自我，或为追赶潮流，越来越多的人爱上了"跑马"。

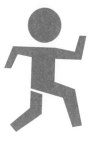

　　初衷虽好，但跑者还要多留一个心眼，随时关注一下自己的肌肉、关节和脊柱是否"吃得消"。须知，罹患颈椎病、腰椎间盘突出、脊柱侧弯等问题时，如果轻易"跑马"，很可能令病情雪上加霜。此类患者其实并不适合长跑训练。

　　其他不宜的运动：足球、篮球、排球等易发生肢体冲撞或太过于激烈的运动，可能会造成颈椎损伤，加重原有症状，患者应尽量避免；而乒乓球因经常要低头，也不太合适。

　　总结而言，运动是治疗颈椎病的一剂绝好方药，宜在医生指导下坚持"用药"，必大有裨益。

PART 3 ▶
健康饮食攻略

吃什么，怎么吃，也是一项技术活。
对颈椎病亦然。

你必须知道的**膳食金字塔**

粗细搭配、荤素结合、膳食平衡，这是饮食的基本原则。

油：25～30克
盐：小于6克
少吃脂肪、糖果

①

乳制品类
奶类及奶制品:300克
大豆类及坚果:25～30克

鱼肉类
畜禽肉类:40～75克
鱼虾肉:40～75克
蛋类:40～50克

2~3

蔬菜类：300～500克
水果类：200～350克

④

五谷杂粮类：250～400克
水：1500～1700毫升/天

⑤

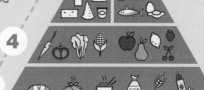

中国人的膳食宝塔(2016年版)

明明白白**来补钙**

颈椎病往往与骨质疏松、脱钙有关,适当补钙无疑对延缓和改善颈椎退行性变、骨质疏松等大有裨益。

按照膳食指南要求,成人每天的钙摄入量应达 800 毫克,8~11 岁的青少年、孕中晚期女性及 50 岁以上老年人甚至需要 1000 毫克或以上。

一般而言,通过三餐的正常饮食,大概能补充 400 毫克的钙,那么剩余的怎么补好呢?

钙剂 "选" "用" 之道

补钙的概念早已深入民心,许多人亦将 "钙片" 纳入每日必备之列。虽则上心,但真正深谙钙剂 "选" "用" 之道的却并不多。

◆ 如何选

好的钙剂应该满足以下几个条件:**含钙量高,溶解度好,安全无毒,口味佳、儿童易接受,以及价格合理。**

实验研究表明,目前市场上常见的钙剂,**根据其有效钙含量,从高到低依次为:醋酸钙 > 乳酸钙 > 葡萄糖酸钙 > 活性钙 > 碳酸钙 > 天然钙**(动物骨及贝壳提取物)。具体可根据个人情况,在医生的指导下加以选择。

总之,合适的才是最好的,而非以价格来衡量。

◆**怎样用**

服用钙剂,选择合适的时间十分关键。由于钙离子能与食物中的很多物质结合,不易被肠道吸收,故选择在进餐或进餐后立刻服用,会影响钙质的吸收;而在空腹时,由于胃中缺乏胃酸分泌,同样会影响钙剂的分解和吸收。

所以,服用钙剂最好选择在两餐之间,特别是饭后1小时服用效果较佳。

而睡前1~2小时补充钙剂,也被认为是较好的时机。因为血钙水平在夜间较低而白天较高,夜间的低钙血症可刺激甲状旁腺激素分泌,使骨钙分解加快。在临睡前补充钙剂,夜间就能保持充足的钙,阻断体内骨钙动员的过程。

此外,由于蔬果中的植酸、草酸、纤维素含量较高,易与钙离子结合,形成不溶性的钙盐而难于吸收,应避免与钙同服。茶、咖啡也不宜与钙混吃。吃得太咸、太甜或太油,亦会影响钙的吸收。

补钙,最好喝牛奶

钙片补钙固然方便又有效,但所谓"药补不如膳补",营养专家建议:要补钙,最好还是喝牛奶,并多吃含钙丰富的食物。

因为牛奶中的钙含量非常高,且富含维生素D、酪蛋白、乳糖等,又能促进钙的吸收。

每天正常饮食之余,再喝约300毫升的牛奶或奶产品就可以了。

此外,小虾皮、带骨的小鱼、海带、豆类及其制品、各种瓜子、芝麻酱、发菜等,钙含量也十分丰富,平时可以适当多吃加以补充。

别忘补充维生素D

维生素D属于脂溶性维生素,可促进钙的吸收和利用。食物的维生素 D 含量都不高,因此要多晒太阳,自我生成维生素 D,必要时可食用鱼肝油。运动量增加,则可减少身体内钙的流失。

◎ 延伸阅读:高钙奶,看上去很美

在众多奶制品中,高钙奶以高钙之名俘获了不少消费者的心。

但事实上,"高钙奶"的钙含量与普通纯牛奶相差无几。所谓的"高钙",只是厂家寻找的卖点而已。

此外须知,牛奶本身的钙含量十分丰富,牛奶中的钙都是有机钙(乳钙),与蛋白质结合在一起非常容易消化吸收,吸收率高达 70% 以上。所以,再向牛奶中添加钙完全是画蛇添足。即使是人为添加的化学钙,人体对其吸收率一般也只有 30% 左右,且过多摄入对身体并无好处。

◎ 延伸阅读:骨头汤补钙,只是传说

以形补形,熬骨头汤补钙,至今仍有许多人乐此不疲。殊不知,即使是历经四五个小时熬出的老火汤,含钙量也甚微,且人体吸收率低。可见,喝骨头汤补钙,并不现实。

戒烟、限酒，**必须的**

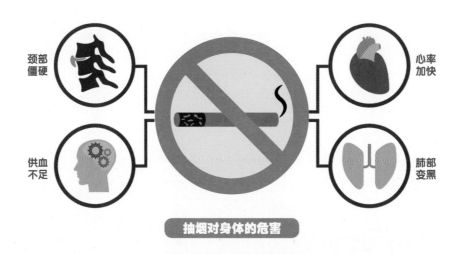

颈部僵硬

供血不足

心率加快

肺部变黑

抽烟对身体的危害

"吞云吐雾"也累及颈椎

众所周知，吸烟容易引起呼吸系统疾病，是肺癌的重要诱因。然而却鲜有人知道，在惬意地"吞云吐雾"之际，颈椎已默默地出现病变，"老烟枪"俨然成为颈椎病的高危人群。

据资料显示，吸烟正是与"长期伏案、开车"并列的中、青年颈椎的三大杀手之一。

原因在于，香烟中的尼古丁会刺激脊柱血管，使其收缩引起血流障碍，导致血供不足。而另一种有害物质一氧化碳，则会置换红细胞内的氧，使椎间盘本就不充足的营养更加减少，促使退变过程加重。颈部酸胀、疼痛、僵硬、活动受限等症状便随之而来了。

喝酒，不应超过1克/千克

适量饮酒可活血通络，舒筋驱寒，对缓解颈腰腿痛或有一定作用。但所谓"过犹不及"，过量饮酒则后果堪忧。

酒的主要成分是乙醇，其不仅会抑制成骨细胞，影响新骨形成，还可能进一步损害肝功能，影响维生素 D 的活化，导致血中活性维生素 D 水平低下，进一步降低对钙磷的吸收，增加钙磷排泄，久之可能造成骨质疏松，从而加重或引起颈腰痛。

因此，强调喝酒"适可而止"，这个度以"成人每千克体重承受酒精量1克"为准。打个比方，一个体重60千克的人，一次最多饮白酒（60度以下）100毫升或啤酒3瓶就好了。

推荐三个**食疗方**

中医将颈椎病分为三种证型

◆**痹痛型**：筋骨虚寒、风寒湿邪乘虚而入为痹痛型，以上肢窜痛、麻木为特征。

【食疗方】

1. 鲗鱼 1 条，加入当归 6 克、伸筋草 15 克同煮，食鱼饮汤。
2. 葛根 15 克，水煎去渣取汁，加赤小豆 20 克、粳米 30 克煮粥服。

◆**眩晕型**：肝阳上亢、气血亏虚或痰湿中阻为眩晕型，以眩晕为特征。

【食疗方】

1. 将胡桃肉 3 个及鲜荷蒂 8 个捣碎，水煮服。
2. 苏子 6 克，伏龙肝 10 克，水煎去渣取汁，与粳米 50 克煮粥服。

◆**痉证型**：肝肾亏虚、筋脉失养为痉证型，以手足拘挛为特征。

【食疗方】

牛肉 50 克切成肉丁，同糯米 100 克放入砂锅内煮粥，待肉烂粥熟后，加入姜、葱、油、盐等调味品服。

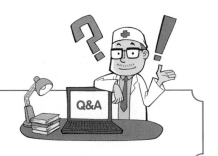

经典答疑

◆问：骨质增生还能补钙吗？

答：骨质增生是指在 X 射线平片上，骨质边缘额外生长出的类似骨质的影像。骨质增生部分虽然是钙的沉积，但它的本质并不是"骨"。事实上，骨质增生是一种慢性炎症反复发作、修复后造成的瘢痕并钙化的结果。

因此，骨质增生并不意味着体内的钙过多了。同时，补钙也不会促进骨质增生的形成。

对于年龄超过 50 岁，尤其是不爱运动的人来说，他们骨质丢失的速度很可能比骨形成要快，容易造成骨质疏松；或是处于生长发育期、孕中晚期，对钙质需求特别大时，不管本身有无骨质增生，当补钙时还是要补。

◆问：颈椎病患者可以锻炼吗?

答: 颈椎病患者如果出现神经或脊髓受压迫的症状,比方,脚无力如踩棉花,或头晕等时,进行锻炼时应非常慎重,应在医师指导下进行。如没有专业人员指导,则需等这些症状慢慢减轻或消失之后,再进行锻炼。

锻炼的强度如何掌握? 原则是:患者在锻炼的过程中症状不能加重。比如游泳,如果在游泳的过程中出现胳膊麻痛,说明活动过程可能刺激到了神经或脊髓,应马上停止。如果运动后感觉很舒服很轻松,那么这个运动量就是比较适宜的。

◆问：补钙过多会引起肾结石?

答: 钙的吸收是有一定饱和度的,并非补得越多吸收越多,效果越好。所谓"过犹不及",有时反而是补得过量出问题了。譬如,草酸钙补多了确实可能引起肾结石。所以,目前的主张是适量补钙。

据调查,现时国人每天从膳食中摄取的钙大约为 400 毫克,而成人每日实际所需的钙量约为 800 毫克。因此,除正常饮食外,每天额外补充 400 毫克钙足矣。另外,适当多晒太阳和合理运动,也很重要。

◆问：脖子转圈有利颈椎？

答：如今的颈椎操式样繁多，但并不是都值得推崇。比如，之前流行的"用脑袋画圆"，就可能对颈椎有伤害，容易导致颈部关节错位。有人觉得，脖子转动得"咔咔"响是复位的意思，其实，这反而说明其颈椎骨头间隙变窄、小关节错位，颈椎不结实、不稳定。而经常错位的颈椎是很容易扭伤的。

小结

预防和改善颈椎病，应从生活小细节做起，包括：

1. 养成良好的工作生活习惯，站、走、跑、坐、卧姿势正确，日常用品贴合个人需求。

2. 注意保暖，防止外伤，有病早治。

3. 生活规律，精神愉快。

4. 劳逸结合，加强锻炼，增强体质。

5. 膳食平衡，戒烟限酒，适当增加钙的摄入。

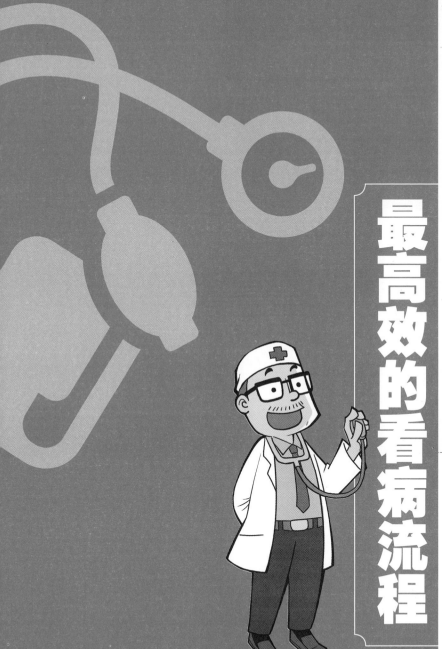

最高效的看病流程

聪明就医篇

PART 1 ▶
如何就诊更高效

　　找对医生,挂到号,能与医生畅顺交流。这,才是最聪明、最高效的就医之路。

怎样找到**合适的医生**

非手术治疗首选康复科,手术首选脊柱外科

　　如前所述,颈椎病的临床表现五花八门,患者有的颈肩不适,有的头晕、头痛,有的肢体麻木、无力,某些不典型的甚至只表现为"胸闷、心悸""吞咽困难"等。由于症状指向性不同,患者的首诊科室往往也迥异不同,神经科、耳鼻喉科、消化科、康复科、疼痛科、骨科、中医科等都有,有的更不得不辗转于多个科室才得而确诊。

　　无论首发症状是什么,首诊科室是哪个,当怀疑症状是由颈椎病所引发时,最好都由专业医生(以康复科、脊柱外科、神经科为主)进行相关的体格检查和影像学检查(X射线、CT、MR等),并鉴别诊断后,最终确诊和分型,然后再做出进一步治疗指导。

　　一般来说,非手术治疗首选康复科;需要手术的,由骨科(脊柱外科)执行。

　　根据患者的实际病况,也会推荐到其他相关科室进行治疗。比如,与风湿相关的颈椎病,要看风湿免疫科;颈椎病头晕严重的,可能要去

耳鼻喉科会诊,鉴别是否耳源性头晕,或去神经内科处理,明确是否脑部问题所致。

　　值得提醒注意的是,就医一定要选择正规的医院。并且,未作正式确诊前,切勿胡乱去作推拿按摩、牵引、用药等治疗,以免"治病不成反致病",甚至带来终生悔恨。

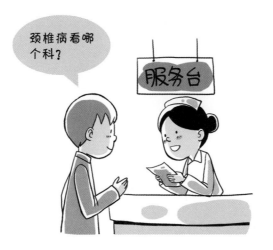

提高门诊就医效率的5个技巧

2. 如果属于疑难杂症，或者需要就诊号源特别紧张的专家，可选择特需门诊。虽然挂号费比较高，但更容易获得号源，也能获得相对较长的与医生沟通的时间。还可以申请会诊。

3. 带上可能需要的东西：身份证、医保卡、银行卡、现金、笔、原先的病历和检查单。如在该院是初诊，了解是否需要先开具诊疗卡。

1. 提前查询好医院地址，门诊楼的分布，药房、检验处、收费处的地点等。注意有些医院有不同院区，不要白跑一趟。

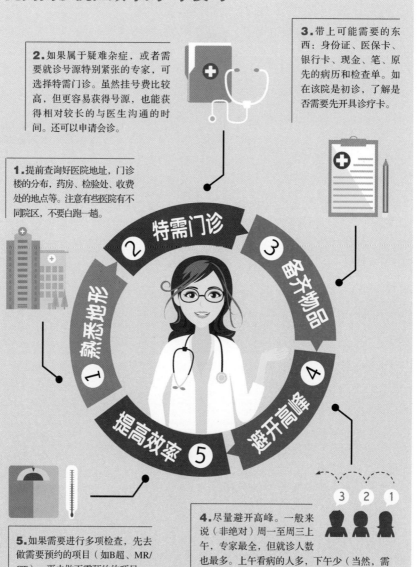

特需门诊
2

3 备齐物品

熟悉地形
1

4

提高效率
5

避开高峰

3 2 1

5. 如果需要进行多项检查，先去做需要预约的项目（如B超、MR/CT），再去做不需预约的项目。

4. 尽量避开高峰。一般来说（非绝对）周一至周三上午，专家最全，但就诊人数也最多。上午看病的人多，下午少（当然，需要抽血检查的项目通常都要在上午）。

预约挂号，你该知道这些

挂号方式多样选

    利用各种各样的互联网或移动互联网工具进行预约挂号，不仅会节省大量排队挂号的时间，一些难得的号源也有更大的机会获得，而且，预约方式通常可以具体到时间段，可以更自由地安排就医，减少与工作生活的冲突。

预约挂号要注意的问题

    ◆注意医院号源放出的时间，不同挂号平台会有不同的放号时间，错过这个时间段，一些抢手的号源会更难得到。

    ◆注意不同预约方式的有效预约时间，如提前一周或两周。

    ◆知晓不同预约方式的服务时间。部分网络预约是 24 小时，也有一些夜间（ 00:00~07:00 ）停止服务。

    ◆不要爽约。如有特殊情况，要提前取消。

    ◆有不同院区的医院，预约时应该看清楚医生出诊地点。

    ◆一些预约方式仅支持有该院诊疗卡者，初诊者可以尝试别的方式。

    ◆如果是首诊患者或是需要全面复查的患者，由于可能需要检查血糖、血脂、肝功、肾功、血流变、腹部 B 超等多项指标，就应当空腹去医院。建议就诊前一天 20:00 起禁食，就诊当天选择 8:00~9:00 时段空腹就诊。

    ◆复诊的目的如果只是取药，可以在家正常服药和进餐之后再去医院。

◆对自己病情变化的新情况,如头痛、头晕、手足发麻、胸闷、心悸等以往没有的症状,何时出现,应做好详细记录。

就诊前要准备的资料

1. 病历。保存好过去的门诊病历,切不可看一次病换一本病历。

2. 收集每次做的辅助检查,如 X 光、CT、MR 等,切不可因检查结果正常而扔掉,因为随着病情发展,有些检查可能出现问题,完整的检查资料可以提供病情何时变化的准确时间。

3. 收集相关的化验资料。

4. 血压监测数据。准备好自己在家中监测的血压数据。

5. 住院病历。如曾因病住院,一定要把住院病历,以及 X 光片、CT、MR 等重要检查结果复印一份,这样不仅能为医生提供参考,还可避免不必要的重复检查,省钱省事。

6. 用药情况。把自己目前的用药情况告知医生,可写在纸上。说不清药名时,可将药盒一起带来,医生一目了然。

常用预约挂号方式一览（广东省）

广州市卫生局统一挂号平台：http://www.guahao.gov.cn。
医院官方网站：部分医院官网开通预约功能，一般在医院网站首页。
第三方网络挂号平台：健康之路、挂号网、医护网等。

健康之路：400-6677-400。
电信：114。
移动：12580。

医院微信公众号：关注就诊医院微信公众号服务号便可预约。
打开微信APP"微信→钱包→城市服务→挂号平台"。

打开支付宝APP"支付宝→城市服务→挂号就诊"。

目前仅有部分医院开发了相应APP。
第三方挂号 APP 及其微信公众号、微医 APP 及其微信公众号、160就医助手APP 及其微信公众号、翼健康APP 及其微信公众号。
不同服务平台号源不一，可作不同尝试。

各医院门诊预约挂号人工服务台方式与一般现场挂号相似。
各医院门诊挂号自助机：需要注册或办理诊疗卡，兼具付款以及验单查询功能。
"微导诊"现场扫码预约。

需要复诊的患者可以现场让医生预约下一次就诊时间。

如何与医生**高效沟通**

在诊室里,与医生面对面交流时,你或许只有短短的几分钟时间。如何利用好这几分钟,完成与医生之间最有效的沟通,这很大程度取决于你的准备。

医生的这些问题,你会准确作答吗

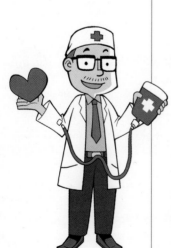

◆ **一般情况**

年龄

性别

职业

平时生活习惯

家族健康情况

◆ **发病情况**

症状

发作部位

发作的时间、次数、持续多久、能否自我缓解

发作前有无外伤、感冒、咽喉炎、中耳炎等

既往是否有过类似发作,有无进展变化

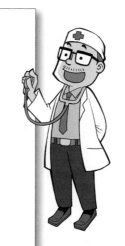

◆ 诊疗情况

有无去其他地方看过

有无做过相关检查,结果是什么

有无做过相关治疗,效果如何

是否服过药物

◆ 其他疾病情况

有无产伤、颈椎先天性畸形、龋齿等病史

有无高血压病、糖尿病、高血脂、肾病等
病史,平时用什么药

有无过敏史

就诊前,准备好这些答案,最好列一张清单。并记下自己迫切想
了解的问题。

回答医生这些问题时,最好简明扼要,并能反映病情的特点。

举例说明

	有效陈述√	无效陈述 ×
感受	头痛、头晕、手麻、下肢无力等具体感受	感觉不舒服
部位	左下肢、左侧无名指和小指等具体部位	到处都不好
时间	一个星期、一个月等具体时间	很久了
诱因	扭伤后、感冒后	莫名其妙
处理	贴了(吃了)叫 ×× 的止痛膏(药)	诊所医生开的不知什么药

PART 2 ▶
广东省颈椎病专科及专家推介（部分）

（排名不分先后）

康复推介

中山大学附属第一医院（东院）康复科简介 ▶

　　科室以创伤骨科及脊柱相关疾病康复为特色的综合性康复医学科。拥有一支技术精湛、医德高尚的现代康复医学专业队伍。近几年来，先后在国内率先引进国际先进的创伤骨科康复新理念、新技术及相配套的新设备，本着以患者为中心，全心全意为患者服务的宗旨，为众多伤病者提供优质全面的康复治疗服务，赢得了的良好口碑。

诊治范围 ▶

　　1.骨科康复：颈椎病、脊柱相关疾病、肩周炎、各类关节炎、腰腿痛（腰椎间盘突出症、腰肌劳损、腰扭伤等）、各类运动创伤、创伤与骨科术后康复等。

　　2.神经系统康复：脑卒中（偏瘫）、脊髓损伤（截瘫）、周围神经损伤与炎症等。

　　3.儿童青少年康复：脑瘫康复、脊柱侧弯、斜颈、步态异常、足踝结构或力学异常等。

　　4.产后康复：盆底肌训练、产后相关痛症等。

特色技术 ▶

物理因子治疗 传统康复治疗

- 弹道式冲击波
- 超声电导药物 靶向透入
- 超激光治疗
- 吸附式干扰电 治疗
- 中医正骨、 针灸、艾灸、 拔罐

手法力学治疗 生物力学调整

- 整脊手法
- 关节松动术
- McKenzie
- SDS
- Sigma整脊系统
- Kinesio Taping
- 脊椎曲度牵引 系统
- IQ脉冲整脊技术
- DMS
- ICB足部矫形 技术
- 假肢矫形器

主动运动康复

- 阿基米德运动 治疗体系
- SET核心悬吊 训练
- Thera-Band训练

王楚怀教授二维码

中山一院 康复医学科二维码

中山一院东院 康复科公众号

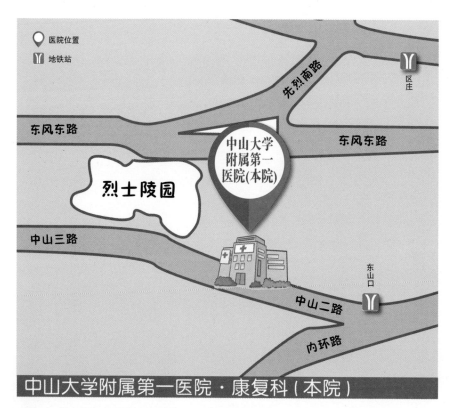

地铁站 医院位置

先烈南路

东风东路

东风东路

中山大学附属第一医院(本院)

烈士陵园

区庄

中山三路

东山口

中山二路

内环路

中山大学附属第一医院·康复科（本院）

地址：广东省广州市越秀区中山二路58号。

电话：020-87330808。

推荐专家：王楚怀，主任医师，教授，博士研究生导师，康复科主任，中国康复医学会颈椎病康复专委会副主任委员，广东省康复医学会脊椎伤病康复分会会长，擅长创伤与骨科及脊柱相关疾病的康复。

出诊时间：周三上午。

▶ **预约挂号方式**

1. 网站预约：医院官方网站，健康之路，翼健康，好大夫在线。
2. 电话预约：020-114（24小时），020-86668114，400-6677-400，
   020-66617606（8:00-21:00）。
3. 微信预约："中山一院"官方微信公众号，翼健康。
4. 现场预约：自助机、健康之路现场预约服务点。

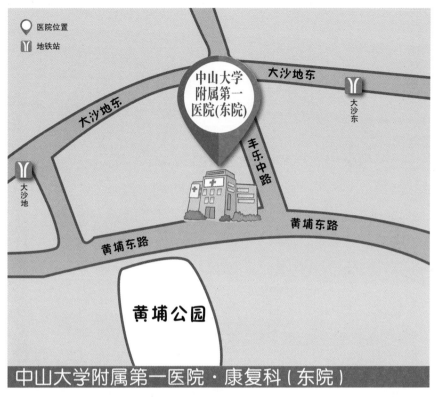

中山大学附属第一医院·康复科（东院）

地址： 广东省广州市黄埔区黄埔东路183号。

电话： 020-82379637，020-82379491，18902300871。

推荐专家： 王楚怀，主任医师，教授，博士研究生导师，康复科主任，中国康复医学会颈椎病康复专委会副主任委员，广东省康复医学会脊椎伤病康复分会会长，擅长创伤与骨科及脊柱相关疾病的康复。

出诊时间： 周二上午。

▶ **预约挂号方式**

1. 网站预约：健康之路，翼健康，好大夫在线。
2. 电话预约：020-114（24小时），020-86668114，400-6677-400，
   　　　　　　020-66617606（8:00-21:00）。
3. 手机支付宝、微信预约。
4. 手机APP预约：翼健康、健康之路、微医等。

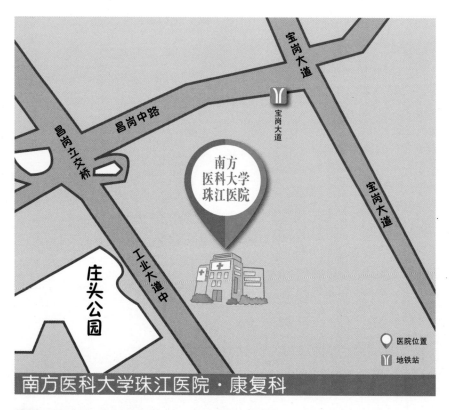

南方医科大学珠江医院·康复科

地址：广东省广州市海珠区工业大道中253号。

电话：020-61643888。

推荐专家：黄国志，主任医师，教授，康复科主任。擅长颈椎病、腰椎间盘突出、腰小关节紊乱、骨关节退行性改变、脑损伤的康复治疗。

出诊时间：周三上午（专家门诊），周三下午（颈椎病门诊）。

▶ **预约挂号方式**

1. 网站预约：医院官方网站，健康之路。
2. 电话预约：020-62782020、020-114、020-160、020-86668114、020-12580。
3. 微信预约：健康之路、微医等。
4. 现场预约：自助机、健康之路现场预约服务点。

手术推介

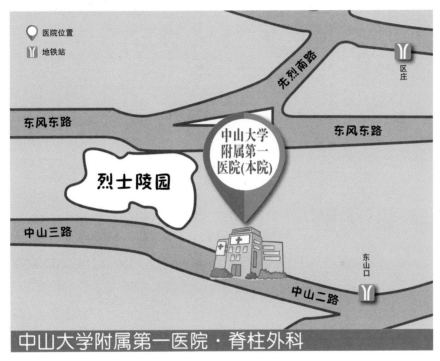

中山大学附属第一医院·脊柱外科

地址：广东省广州市越秀区中山二路58号。

电话：020-87330808。

▶ **预约挂号方式**

1. 网站预约：医院官方网站，健康之路，翼健康。
2. 电话预约：020-114（24小时），020-86668114，400-6677-400，
   020-66617606（8:00-21:00）。
3. 微信预约："中山一院"官方微信公众号，翼健康。
4. 现场预约：自助机、健康之路现场预约服务点。

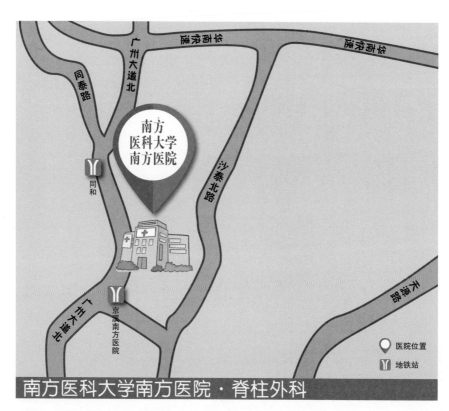

南方医科大学南方医院·脊柱外科

地址： 广东省广州市白云区广州大道北路1838号。
电话： 020-61641114。

▶ **预约挂号方式**

1. 网站预约：医院官方网站，健康之路。
2. 电话预约：020-114，020-61641888。
3. 微信预约：健康之路，微医等。
4. 现场预约：自助机、健康之路现场预约服务点。

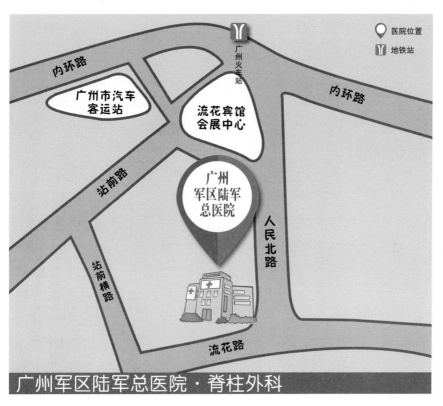

广州军区陆军总医院·脊柱外科

地址：广东省广州市越秀区流花路111号。

电话：020-88653111。

▶ **预约挂号方式**

1. 网站预约：健康之路。
2. 电话预约：020-114，400-6677-400。
3. 微信预约：健康之路，翼健康。
4. 现场预约：自助机、健康之路现场预约服务点。

小结

1. 非手术治疗首选康复科,手术治疗首选脊柱外科。

2. 挂号方式多样化,利用互联网资源进行预约挂号,既省时又省力。

3. 熟悉地形、备齐物品、避开高峰、选择特需门诊,可帮助提高门诊的就医效率。

4. 学会与医生高效沟通,门诊事半功倍。

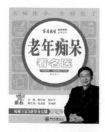

《老年痴呆看名医》

主编简介：

姚志彬，中山大学中山医学院教授，博士研究生导师，广东省医学会会长。**陆正齐，**中山大学附属第三医院神经内科教授，博士生导师。

内容简介：

阿尔茨海默症是老年人痴呆的重要原因，它不是正常的老化，而是一种疾病！它不仅夺走患者的记忆，也可能让他们丧失思考、行为能力，为家庭带来困境。本书将告诉您如何尽早发现老年痴呆的苗头，并积极处理；告诉您如何科学爱护大脑，让它更年轻。同时也为有老年痴呆患者的家庭提供具体可行的日常照护指引。

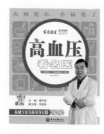

《高血压看名医》

主编简介：

董吁钢，中山大学附属第一医院教授，博士研究生导师，心血管医学部主任，广东省医学会心血管病分会高血压学组组长。

内容简介：

我国的血压控制率只有 6.1%，高血压病人中约 75% 的人吃了降压药，血压还是没有达标。吃药为啥不管用？血压高点有啥可怕？为何要严格控制血压？顽固的高血压如何轻松降下来？防治高血压的并发症有何妙招……以上种种疑问，在这本书里，都能找到你看得懂的答案。

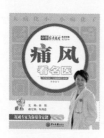

《痛风看名医》

主编简介：

张晓，广东省人民医院风湿科行政主任，中国医师协会风湿免疫科医师分会副会长，广东省医师协会风湿免疫分会主任委员，广东省医学会风湿免疫分会副主任委员。

内容简介：

得了痛风，便再也摆脱不了随时发作的剧痛？再也离不开药罐子的生活？再也无缘天下美味，只能索然无味地过日子？……专家将带给你关于痛风这个古老疾病的全新认识：尿酸是可以降的，痛是不需要忍的，而美食同样是不可辜负的。本书以图文并茂的方式，给痛风及高尿酸血症患者一份医疗、饮食、运动、行为全方位生活管理指导。

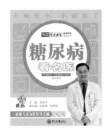

《糖尿病看名医》

主编简介：

翁建平，中山大学附属第三医院教授，博士研究生导师，内分泌科首席专家，现任中华医学会糖尿病学分会主任委员。

内容简介：

怎样知道自己是否属于糖尿病危险人物？患了糖尿病如何通过饮食方式的调整、行为方式的改变以及药物治疗来稳定血糖？如何有效地与医生沟通……本书以通俗易懂的语言、图文并茂的方式，全面介绍糖尿病的病因、相关检查、治疗手段及高效就医途径，给糖尿病患者一份医、食、动、行的全方位生活管理指导。

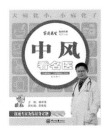

《中风看名医》

主编简介：

胡学强，中山大学附属第三医院神经病学科前主任，教授，博士研究生导师，广东省中西医结合学会脑心同治专业委员会主任委员。

内容简介：

中风又称脑卒中。中风先兆如何识别？中风或疑似中风，要做哪些相关检查和治疗？中风救治一刻千金，其诊治的标准流程是怎样的？如何调整生活方式，防患于未然？……本书以通俗易懂的语言，全面介绍了中风的病因、相关检查、治疗手段及高效就医途径，不失为读者的一份权威指南。

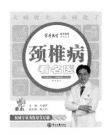

《颈椎病看名医》

主编简介：

王楚怀，中山大学附属第一医院康复科主任，教授，博士研究生导师，中国康复医学会颈椎病专业委员会副主任委员，广东省康复医学会脊椎伤病康复分会会长。

内容简介：

颈椎病是日常生活中的常见病、多发病。其类型多样，表现百变。颈椎长骨刺＝颈椎病？得了颈椎病，最终都会瘫？反复落枕是何因？颈椎病为何易复发？颈椎病，如何选枕头？"米"字操，真的有用吗？……本书以通俗易懂的语言、图文并茂的形式深入浅出地介绍了颈椎病的来龙去脉，让读者在轻松阅读之余，学会颈椎病的防治之法。

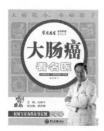

《大肠癌看名医》

主编简介:

汪建平,中山大学附属第六医院结直肠外科主任,中华医学会理事,广东省医学会副会长,广东省医师协会副会长。

内容简介:

大肠是健康的"晴雨表",很容易随身体状况的变化而发生问题,而人们最易忽视细微的身体变化,如最常见的便秘和腹泻,这其中可能隐藏着重大疾病,比如逐年高发的大肠癌。本书最重要的目的,是要带给读者一个忠告:是时候关心一下你的肠道了。关注自己的肠道,会带来无比珍贵的健康。

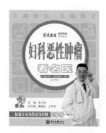

《妇科恶性肿瘤看名医》

主编简介:

李小毛,中山大学附属第三医院妇产科主任兼妇科主任,教授,博士研究生导师,妇产科学术带头人。

内容简介:

为什么会患上妇科恶性肿瘤? 早期如何发现? 做哪些检查能尽快、准确知晓病情? 选哪种治疗方案? 出院后,身体的不适如何改善? ……本书以通俗的语言、图文结合的方式,介绍宫颈癌、子宫内膜癌、卵巢癌的病因、相关检查、治疗、高效就医途径等,是患者及其家属贴心、权威的诊疗指南。

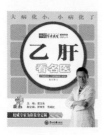

《乙肝看名医》

主编简介:

高志良,中山大学附属第三医院肝病医院副院长,感染性疾病科主任,教授,博士研究生导师,广东省医学会感染病学分会主任委员。

内容简介:

本书由著名肝病专家高志良教授主编,聚焦乙肝话题,进行深度剖析:和乙肝病毒感染者进餐会传染乙肝吗? 肝功能正常需不需要治疗? 乙肝患者终生不能停药吗? 乙肝妈妈如何生下健康宝宝? 患者与医生之间如何高效沟通? ……想知道答案吗? 请看本书!

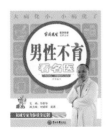

《男性不育看名医》

主编简介：

邓春华，中山大学附属第一医院泌尿外科教授，博士研究生导师，中华医学会男科学分会候任主任委员。

内容简介：

二孩政策全面放开，孕育话题再次被引爆。然而，大量不育男性却深陷痛苦之中。不育男性如何通过生活方式的调整走出困境？医生如何借助"药丸子""捉精子""动刀子"等手段，让患者"绝处逢生"？患者与男科医生之间如何高效沟通？……本书语言通俗易懂，不失为男性不育患者走出困境的一份权威指南。

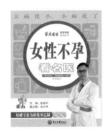

《女性不孕看名医》

主编简介：

张建平，中山大学孙逸仙纪念医院妇产科教授，博士研究生导师，学术带头人，中华妇产科学会妊娠期高血压疾病学组副组长。

内容简介：

不孕不育，一种特殊的健康缺陷。不孕女性需要做哪些相关检查和治疗？如何通过生活方式的调整走出困境？不孕女患者的诊治有怎样的流程？试管婴儿能解决所有的问题吗？……本书以通俗易懂的语言，全面介绍了女性不孕的病因、相关检查、治疗手段及高效就医途径，不失为女性不孕患者走出困境的一份权威指南。

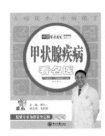

《甲状腺疾病看名医》

主编简介：

蒋宁一，中山大学孙逸仙纪念医院核医学科主任医师，教授，博士研究生导师，中华医学会核医学分会治疗学组组长。

内容简介：

当今生活压力大，节奏紧张，甲状腺疾病的发病率有上升趋势。甲状腺最常生哪些病？生病的甲状腺该如何治？……本书以通俗易懂的语言、生动活泼的图片聚焦甲状腺疾病，向广大读者介绍甲状腺的生理功能及其常见病的防治知识。患者最关心、最常见、最具代表性的疑问都能从本书得到解答。

终于等到你，
小编已恭候多时！

扫二维码

书里装不下的话题，
我们在这里告诉你。